全国中等卫生职业教育"十一五"教改规划教材

护理学基础教学辅导

周意丹 主 编

中国科学技术出版社

CHINA SCIENCE AND TECHNOLOGY PRESS

·北 京·

BEIJING

图书在版编目(CIP)数据

护理学基础教学辅导/周意丹主编.—北京:中国科学技术出版社,2010.6

全国中等卫生职业教育"十一五"教改规划教材

ISBN 978 - 7 - 5046 - 5619 - 3

Ⅰ.①护… Ⅱ.①周… Ⅲ.①护理学—专业学校—教学

参考资料 Ⅳ.①R47

中国版本图书馆 CIP 数据核字(2010)第 091029 号

本社图书贴有防伪标志,未贴标志为盗版。

内 容 提 要

本教材是全国中等卫生职业教育"十一五"教改规划教材《护理学基础》的配套教材,配合主教材完成全部的教学任务与教学环节。主要内容有:双核要求、练习题集、参考答案、实验报告。集中体现双核的教学理念,本教材的突出特点是在实习课堂增加学生的生态学习体验,使学生有机会得以对自己的过程进行自主评价,明确学习要求,以求帮助学生更好地完成学习内容。

中国科学技术出版社出版

北京市海淀区中关村南大街 16 号 邮政编码:100081

| 策划编辑 | 林 培 孙卫华 | 责任校对 | 凌红霞 |
| 责任编辑 | 孙卫华 | 责任印制 | 安利平 |

发行部电话:010 - 62173865 编辑部电话:010 - 84123361 - 6029

http://www.kjpbooks.com.cn

科学普及出版社发行部发行

北京蓝空印刷厂印刷

*

开本:787 毫米 × 1092 毫米 1/16 印张:11.25 字数:274 千字

2010 年 8 月第 1 版 2010 年 8 月第 1 次印刷

ISBN 978 - 7 - 5046 - 5619 - 3/R · 1458 定价:21.00 元

前　言

　　本教材是全国卫生职业教育"十一五"教改规划教材丛书编委会以卫生职业教育教学指导委员会编写的 2007 年版教学大纲为依据，组织全国多所学校的教学骨干编写的"全国中等卫生职业教育教改规划系列教材"。教材的编写参照全国卫生专业技术资格考试大纲，以基本理论、基本技能为宗旨，突出体现了本专业的核心知识、核心技能，可供中等卫生职业学校护理专业《护理学基础》课程教学辅导使用。

　　护理学基础是护理专业的基础骨干课程，本教材是其配套教材。在编写中突出体现了研究学生的学习心理，关注学生学习现状，配合主教材完成全部的教学任务与教学环节。

　　本教材的主要内容：双核要求、练习题集、实验报告、参考答案，集中体现双核的教学理念，其突出特点是在实习课堂增加学生的生态学习体验，使学生有机会得以对自己的过程进行自主评价，明确学习要求，以求帮助学生更好地完成学习内容。

　　希望这本教材能配合其主教材改变学生的学习方式，改善学生的学习效果；给学生以更多的阳光和更新鲜、更自然的空气；开拓学生的视野，把他们的目光从教材引向整个社会和人生；为临床和社会所急需的"实用性"护士的培养起到良好的作用。

　　本书得了到各编写单位领导和同仁们的大力支持，在此特表感谢！由于初次涉及教改教材，我们的编写理念与经验都有不足，因此对书中所存在的瑕疵和疏漏还请各位使用的老师与同学不吝赐教。谢谢！

周意丹

2010 年 04 月

目　录

第一章 绪 论

一、双核要求

第一章 绪 论	第一节护理学发展史	一、护理学的形成 二、现代护理学的发展 三、中国护理学的发展历程 四、护理学的未来发展趋势	了解 掌握 理解 理解
	第二节现代护理学的基本概念、任务、范畴及工作方式	一、基本概念 二、任务 三、范畴 四、工作方式	掌握 掌握 理解 了解
	第三节护士素质	一、护士素质的的含义 二、护士素质的基本要求	理解 掌握
	第四节学习护理学基础的意义和方法	一、意义 二、方法	理解 掌握

二、练习题集

(一) 选择题

【A₁型题】每一试题下面有A、B、C、D、E五个备选答案，请从中选择一个最佳答案。

1. 原始社会时期的医疗护理的模式是
   A. 宗教式　　　　　　B. 个体式　　　　　　C. 家庭式
   D. 大众式　　　　　　E. 自然式

2. 克里米亚战争中，南丁格尔率领的护士团最终使士兵的死亡率由 42% 降到了
   A. 1. 2%　　　　　　B. 2. 2%　　　　　　C. 3. 2%
   D. 4. 2%　　　　　　E. 5. 2%

3. _____年，在国际护士会的倡议下，世界各国医院和护士学校以南丁格尔的生日为国际护士节
   A. 1860 年　　　　　　B. 1900 年　　　　　　C. 1901 年
   D. 1910 年　　　　　　E. 1912 年

4. 我国第一所护士学校成立于
   A. 1688 年，广州　　　　B. 1788 年，苏州　　　　C. 1888 年，福州
   D. 1988 年，上海　　　　E. 2008 年，江西

5. 在"以病人为中心"的护理阶段，其特点是
   A. 护患是合作伙伴　　　B. 医患是合作伙伴　　　C. 医护是合作伙伴
   D. 护士与病人家属是合作伙伴　　　E. 医、护和病人家属是合作伙伴

6. 全国首届护士执业考试举行于

    A. 1990 年 6 月   B. 1991 年 6 月   C. 1994 年 6 月

    D. 1995 年 6 月   E. 1998 年 6 月

7. 护理服务的对象是

    A. 全体人类   B. 健康者   C. 患病者

    D. 有心理障碍者   E. 有健康问题者

8. WHO 关于健康的定义不包括下列哪项

    A. 躯体没有疾病   B. 有完整的生理状态   C. 有完整的心理状态

    D. 有良好的社会适应能力   E. 有一定的劳动能力

9. 从病人入院到出院均由责任护士对病人实行 8 小时在岗，24 小时负责制的护理属于

    A. 个案护理   B. 功能制护理   C. 小组制护理

    D. 责任制护理   E. 综合护理

10. 人的素质是以人的生理和心理作基础，以其_____为基本前提的

    A. 个性   B. 成长经历   C. 基本属性

    D. 社会属性   E. 自然属性

11. "慎独"属于护士素质中_____的范畴

    A. 品行素质   B. 职业道德素质   C. 科学文化素质

    D. 专业能力素质   E. 身体心理素质

12. 《护理学基础》作为护理专业的骨干课程，其所包含的护理基本理论、基本知识和
    基本技能是未来

    A. 就业的基础   B. 打针的基础   C. 竞争的基础

    D. 与病人交流的基础   E. 临床工作的基础

【A₂型题】 每一道试题是以一个小病例出现的，其下面都有 A、B、C、D、E 五个 备选答案，请从中选择一个最佳答案。

1. 护生小李实习期间，不小心打碎了一支进口的注射药，她悄悄地将它的碎瓶收拾
    好，假装将其已经加入到药瓶中后给病人注射，她的行为违背了护士品德素质中的
    哪项原则

    A. 兢兢业业   B. 敬业   C. 积极主动

    D. 高度的责任感   E. 慎独

2. 护生小王总是穿戴不好护士服和护士帽，经常是衣着不整地出现在治疗室和病房
    里，她缺少的是护士素质中的哪一项

    A. 身体素质   B. 心理素质   C. 行为素质

    D. 科学文化素质   E. 品德素质

【A₃型题】 以下提供了若干个病例，每个病例下设 2～3 个试题，请根据病例所提供
的信息，在每道试题下面的 A、B、C、D、E 五个备选答案中选择一个最佳答案。

（1～3 题共用题干）

    小张是 08 届新生，入学后开始学习《护理学基础》，但是她在学习中出现了一些困
惑，遇到了一些想不明白的问题。

1. 小张认为当护士就是为病人打点滴的，可是教材中却出现了许多她不喜欢的理论知

识，请问这是因为她

　　A. 基础太差　　　　　　B. 不理解《护理学基础》的学习任务

　　C. 不爱学习　　　　　　D. 不能吃苦　　　　　E. 没有良好的学习习惯

2. 小张也想当成绩优秀的学生，可是她在考试中总也打不了高分，这是因为她

　　A. 没能弄懂双核要求　　B. 不用功　　　　　　C. 不爱背书

　　D. 学习能力不好　　　　E. 不愿意多看教材

3. 小张如何才能成为优秀的护生

　　A. 考试时"借鉴"同学的答案　　B. 请家教　　　　　C. 上课不说话

　　D. 按照学习规律去学习　　　　E. 请同学帮助

【B型题】以下提供若干组试题，每组试题共同使用在试题前列出的A、B、C、D、E五个备选答案。请从中选择一个与问题关系密切的答案，每个备选答案可能被选择一次、多次或不被选择。

（1～3题共用备选答案）

　　A. 减轻痛苦　　　　　　B. 预防疾病　　　　　　C. 恢复健康

　　D. 促进健康　　　　　　E. 药物治疗

1. 对临终病人提供安慰和关怀照护属于

2. 避免或延迟疾病的发生，阻止疾病的恶化属于

3. 提供有关合理营养和平衡膳食方面的咨询，解释加强锻炼的意义属于

（二）名词解释

1. 护理学

2. 人

3. 环境

4. 健康

5. 护理

6. 素质

7. 护士素质

（三）是非题

21世纪，由于人口老龄化的出现，将会出现大量非专业的护理人员从事护理工作，因

此护士将不再重要。 （　　）

（四）填空题

1. 世界上第一所正式护士学校于_____年在_____创立。

2. 护理学的实践范畴包括_____、_____、_____、_____、_____。

3. 高超的专业技能是指_____、_____、_____、_____。

（五）简答题

1. 南丁格尔为现代护理事业的发展都做出了哪些贡献？

2. 近代护理学经历了哪几个历史阶段，都有什么特点？

3. 概括新中国成立后我国护理事业发展的要点。

（六）论述题

护士素质的要求都有哪些？你将如何提高自身素质？

（七）讨论题

1. 南丁格尔的伟大之处是什么？我们应该学什么？

2. 如何计划与行动，做一名合格的护士。

（周意丹　吴秋颖）

第二章　整体护理与护理程序

一、双核要求

第一章 绪 论	第一节整体护理	一、整体护理的概念 二、整体护理的发展背景 三、整体护理的思想内涵 四、整体护理的实践特征	掌握 了解 理解 掌握
	第二节护理程序	一、护理程序的概念 二、护理程序的发展历史与功能特征 三、护理程序的基本步骤	掌握 了解 掌握
	第三节护理病案	实践1：病案书写	学会

二、练习题集

（一）选择题

【A₁型题】 每一试题下面有 A、B、C、D、E 五个备选答案，请从中选择一个最佳答案。

1. 美国医学家恩格尔提出"生物－心理－社会医学模式"是在

　　A. 1948 年　　　　B. 1955 年　　　　C. 1966 年　　　　D. 1977 年　　　　E. 1978 年

2. 有关整体护理思想内涵的陈述，错误的是

　　A. 护理对象是整体的人　　　　　　B. 护理对象是患病的人

　　C. 为病人提供全方位的护理　　　　D. 考虑不同个体的需要

　　E. 护理对象是发展变化的人

3. 护理程序各步骤正确的排列顺序是

　　A. 评估、诊断、计划、实施、评价　　　　B. 计划、评估、诊断、实施、评价

　　C. 诊断、评估、计划、实施、评价　　　　D. 评价、实施、诊断、计划、评估

　　E. 评估、计划、诊断、实施、评价

4. 对病人进行护理评估，应在

　　A. 病人入院时　　　　　　B. 病人出院时　　　　　　C. 病人入院及出院时

　　D. 自病人入院到出院全过程　　　　E. 遵医嘱

5. 对病人进行护理评估，资料的主要来源是

　　A. 医生的临床诊断　　　　　B. 病人本人　　　　　C. 文献资料

　　D. 病人亲属　　　　　E. 病案资料

6. 将收集到的资料进行记录，下列哪一项不妥

　　A. 收集资料后应及时记录　　　　B. 描述资料的词语应确切

　　C. 内容要正确反映病人的问题　　　　D. 客观资料应尽量用病人的语言表达

　　E. 记录的资料不要带有自己的主观判断

7. 用 PSE 公式书写护理诊断，其中"P"表示

    A. 计划   B. 症状或体征   C. 原因

    D. 健康问题   E. 诊断依据

8. 下列属于护理诊断的是

    A. 低氧血症   B. 与睡眠习惯改变有关   C. 自我形象紊乱

    D. 糖尿病   E. 恶心、呕吐、腹泻

9. 下列有关护理诊断排序的说法正确的是

    A. 对于某个病人来说，护理诊断的先后顺序应是固定不变的

    B. 现存的护理诊断一定排在有危险的护理诊断之前

    C. 一个病人的高优先级护理诊断只有一个

    D. 护士可参照马斯洛需要层次学说排序

    E. 潜在并发症不能成为高优先级问题

10. 下列哪项护理目标陈述的方式正确的是

    A. 教会病人自我护理   B. 病人能下床行走至门口

    C. 3 天后病人能独立地注射胰岛素   D. 一周内病人食欲增强

    E. 病人能够掌握皮下注射方法

11. 护理计划中目标的制定应该是

    A. 从病人出发且可以测量   B. 标准要高   C. 以护士为中心

    D. 由护士决定，不考虑病人的意见   E. 由医生决定

12. 下列护理目标中，属于长期目标的是

    A. 2 个月内病人能做到生活自理   B. 2 小时后病人自述疼痛缓解

    C. 3 天后病人能做到有效的咳嗽   D. 5 天后病人能借助双拐行走 100 m

    E. 保持皮肤的完整性

13. 护理程序中的"评价"是应用于

    A. 评估阶段   B. 计划阶段   C. 实施阶段

    D. 护理程序的每个阶段   E. 一年一次的病例分析

14. 护理程序中"评价"的内容不包括

    A. 护理诊断是否正确   B. 护理目标是否实现   C. 医疗措施是否正确

    D. 有无新的健康问题   E. 分析目标未实现的原因

15. 有关护理措施的叙述，不妥的是

    A. 可由护士直接提供   B. 可由护士和其它医务人员共同完成

    C. 一项护理措施实现一个预期目标   D. 家属可参与一定的护理活动

    E. 应取得病人的理解和认可

16. PIO 格式应用于

    A. 护理体检单   B. 护理问题项目单   C. 入院评估单

    D. 护理记录单   E. 出院评估单

17. 护理病案的书写不恰当的是

    A. 护理病历内容能如实反映病人的病情变化   B. 记录应按日期、时间顺序写

    C. 记录应重点突出   D. 出院护理评估由护理小结、出院教育及护理评价等组成

E. 标准护理计划中未罗列出的内容可以不予处理

18. 整体护理的理论核心是

  A. 系统论   B. 人的基本需要论   C. 问题解决论

  D. 信息交流论   E. 应激理论

【A₂型题】每一道试题是以一个小病例出现的，其下面都有 A、B、C、D、E 五个 备选答案，请从中选择一个最佳答案。

1. 病人李某，女性，67 岁，昏迷，喉部有痰鸣音，在下列健康问题中，应优先解决的是

  A. 便秘   B. 语言沟通障碍   C. 清除呼吸道无效

  D. 皮肤完整性受损   E. 有肺部感染的危险

2. 病人夏某，男性，56 岁。有冠状动脉粥样硬化性心脏病史，因突然情绪激动，出现胸痛。此时，收集资料可采用的方法不包括

  A. 观察   B. 核实   C. 交谈   D. 体格检查   E. 查阅

3. 吕某，男，36 岁，因主诉：腹痛、腹泻，以急性肠炎诊断入院，护理体检：精神萎靡不振，T37.2℃，粪便呈水样，含少量脓血，以上资料中属于一般资料的是

  A. 体温 37.2℃   B. 男，36 岁   C. 腹痛

  D. 精神萎靡不振   E. 粪便呈水样，含少量脓血

【A₃型题】以下提供了若干个病例，每个病例下设 2~3 个试题，请根据病例所提供的信息，在每道试题下面的 A、B、C、D、E 五个备选答案中选择一个最佳答案。

(1~3 题共用题干)

病人王某，男性，42 岁，肥胖。有高血压病史 2 年，期间不规则用药，血压时高时低。近日头痛、头晕、乏力明显加剧。入睡困难。体格检查：肥胖，血压 176/112mmHg，心界扩大，心肺听诊无异常；心电图无异常。

1. 在上述资料中，属于主观资料的是

  A. 头痛、头晕、乏力 B. 肥胖   C. 心肺听诊无异常

  D. 血压 176/112mmHg E. 心界扩大

2. 上述资料属客观资料的是

  A. 头痛 B. 头晕 C. 乏力 D. 心界扩大 E. 入睡困难

3. 在对王先生的护理措施中，哪一项措施可除外

  A. 环境安静   B. 避免情绪激动

  C. 不可随意增、减或停用降压药物 D. 卧床休息，避免血压升高

  E. 定时测量血压

【B型题】以下提供若干组试题，每组试题共同使用在试题前列出的 A、B、C、D、E 五个备选答案。请从中选择一个与问题关系密切的答案，每个备选答案可能被选择一次、多次或不被选择。

(1~3 题共用备选答案)

  A. 有皮肤完整性受损的危险 B. 吸氧   C. 腹胀·腹痛

  D. 与长期卧床有关   E. 急性胃肠炎

1. 属于症状与体征的是

2. 属于相关因素的是

3. 属于健康问题的是

【X型题】以下每一道试题下面有 A、B、C、D、E 五个备选答案。请从中选择备选答案中所有正确答案。

1. 护理程序中评估阶段的工作内容包括

   A. 收集资料　　　　　　B. 整理资料　　　　　　C. 记录资料

   D. 列出护理诊断　　　　E. 制定护理目标

2. 衡量护理目标实现程度的标准分

   A. 目标基本实现　　　　B. 目标完全实现　　　　C. 目标可能实现

   D. 目标部分实现　　　　E. 目标未实现

3. 下列关于护理诊断的陈述哪些是正确的

   A. 有感染的危险：与白细胞减少有关　　　B. 母乳喂养有效

   C. 强暴创伤综合征　　　　　　　　　　　D. 知识缺乏：与缺乏相关信息来源有关

   E. 有受伤的危险：与护士未加床档有关

（二）名词解释

1. 整体护理

2. 护理程序

3. 护理评估

4. 护理诊断

5. 合作性问题

6. 评价

（三）是非题

1. 护理诊断的先后顺序是固定不变的，只有当高优先级问题解决后，才能开始解决中优先级问题。　　　　　　　　　　　　　　　　　　　　　　　　（　　　）

2. 记录资料时应注意，主观资料应记录病人的原话，并加上引号；客观资料应使用医

学术语。   （   ）

（四）填空题

1. 护理资料按马斯洛的需要层次论分类包括_____、_____、_____、
_____、_____。

2. 护理诊断由_____、_____、_____、_____四部分组成。

3. 护理病案由_____、_____、_____、_____等护理文件组成。

（五）简答题

1. 简述整体护理的思想内涵。

2. 整体护理的实践特征。

3. 简述护理程序的功能特征。

4. 简述收集资料的目的。

5. 试述护理诊断与医疗诊断的区别。

6. 叙述护理措施的类型。

7. 护理措施实施过程中应注意些什么？

（六）案例分析题

病人张某，男性，36 岁，因畏寒、高热入院。体格检查：体温 39.6℃，脉搏 114 次/
min，呼吸 24 次/min，发育正常，营养良好，面色潮红，咽部充血，两肺未闻及干、湿啰
音，心脏听诊未闻及病理性杂音。请拟定最主要的护理诊断、护理目标、护理措施。

第三章 医院及病人的入院和出院护理

一、双核要求

第三章医院及病人的入院和出院护理	第一节 医院概述	一、医院的概念和性质	理解
		二、医院的种类	了解
		三、医院的组织结构	了解
	第二节 护患关系	一、角色的概念	理解
		二、病人角色	掌握
		三、护士角色	掌握
		四、护患关系	掌握
	第三节 门诊部	一、门诊	理解
		二、急诊	掌握
	第四节 病区	一、病区的设置和布局	掌握
		二、病人单位及设备	掌握
		三、铺床法	掌握
	第五节 病人的入院护理	一、入院程序	理解
		二、病人入病区后的初步护理	掌握
	第六节 病人出院的护理	一、出院前的护理	掌握
		二、出院时的护理	掌握
		三、出院后的护理	理解
	第七节 病人运送法	一、轮椅运送法	掌握
		二、平车运送法	掌握
		三、担架运送法	掌握
	第八节 家庭病床	一、家庭病床收治的对象与范围	了解
		二、家庭病床的护理工作	了解
		实践2：参观医院	学会
		实践3：铺备用床	熟练掌握
		实践4：铺暂空床	熟练掌握
		实践5：铺麻醉床	熟练掌握
		实践6：轮椅运送法	学会
		实践7：平车运送法	学会
		实践8：担架运送法	学会

二、练习题集

（一）选择题

【A₁型题】每一试题下面有 A、B、C、D、E 五个备选答案，请从中选择一个最佳答案。

1. 医院的中心任务是

A. 卫生保健　　B. 医疗工作　　C. 健康指导　　D. 教学工作　　E. 科研工作

2. 门诊候诊、就诊环境的设置主要考虑病人的
　　A. 情绪　　　B. 文化　　　C. 方便　　　D. 经济　　　E. 习惯

3. 对前来门诊的病人，护士应首先进行
　　A. 卫生指导　　B. 健康教育　　C. 预检分诊　　D. 心理安慰　　E. 查阅病案

4. 不属于预检分诊的内容是
　　A. 观察病情　　B. 询问病史　　C. 初步判断　　D. 科普教育　　E. 分诊指导

5. 向门诊就诊病人宣传流行性感冒的防治知识，属于门诊护士的
　　A. 管理工作　　　　　　B. 健康教育　　　　　　C. 治疗工作
　　D. 保健工作　　　　　　E. 社区服务

6. 急诊室护理的组织、技术管理应达到
　　A. 经常化、标准化、程序化　　B. 标准化、程序化、制度化
　　C. 技术化、制度化、科学化　　D. 专业化、制度化、程序化
　　E. 标准化、制度化、最优化

7. 急诊科的布局和设备要求不包括
　　A. 与门诊相连，不单独设置　　B. 环境宽敞，光线明亮
　　C. 安静整洁　　　　D. 专用通道，路标醒目　　　　E. 夜间有明显的灯光

8. 急诊室如遇有法律纠纷、刑事案件、交通事故等事件，应迅速报告
　　A. 保卫部门　　　　　　B. 人事科　　　　　　C. 医务科
　　D. 科教科　　　　　　E. 院长办公室

9. 管理急救物品应做到"五定"，其内容不包括
　　A. 定数量品种　　　　　　B. 定点安置、定人保管
　　C. 定期消毒、灭菌　　　　D. 定期检查维修　　　　E. 定时使用

10. 抢救时间的记录不包括
　　A. 病人到达的时间　　　B. 医生到达的时间　　　C. 家属到达的时间
　　D. 抢救措施落实的时间　　E. 病情变化的时间

11. 急诊观察室留观时间一般为
　　A. 1～2 日　　B. 3～7 日　　C. 11～13 日　　D. 8～10 日　　E. 14～15 日

12. 铺麻醉床时，中部橡胶单上缘距床头应是
　　A. 30cm～40cm　　　　B. 40cm～50cm　　　　C. 45cm～50cm
　　D. 55cm～60cm　　　　E. 60cm～70cm

13. 铺备用床时错误的操作步骤是
　　A. 移床旁桌距床 20cm　　B. 移椅距床尾 15cm　　C. 翻转床垫
　　D. 铺大单包床角，先床尾，后床头
　　E. 套被套，折被筒齐床沿

14. 不符合节力原则的铺床方法是
　　A. 按铺床顺序放置用物　　B. 护士身体靠近床边
　　C. 上身保持一定弯度　　　D. 两腿分开稍屈膝
　　E. 使用肘部力量连续进行

15. 铺暂空床的目的是
    A. 保持病室整洁，准备迎接新病人　　B. 供暂时离床活动的病人使用
    C. 使病人安全、舒适　　　　　　　　D. 便于接收麻醉手术后的病人
    E. 防止发生皮肤并发症

16. 需备麻醉床的病人是
    A. 外科新入院　　　　　B. CT 检查后　　　　　C. 腰椎穿刺术后
    D. 急性胰腺炎术后　　　E. 胃溃疡待手术

17. 麻醉护理盘内不需准备的物品是
    A. 张口器　　　　　　　B. 牙垫　　　　　　　C. 导尿管
    D. 输氧导管　　　　　　E. 吸痰导管

18. 铺麻醉床的错误步骤是
    A. 盖被三折于床边，开口处向门　　　B. 枕头横立于床头
    C. 床旁桌放于原处　　D. 床旁椅置于门近侧床尾
    E. 输液架置于床尾

19. 住院处为病人办理入院手续的主要依据是
    A. 转院证明　　　　　　B. 门诊病历　　　　　C. 住院证
    D. 单位介绍信　　　　　E. 公费医疗证

20. 下列哪项不属于住院处的护理工作
    A. 办理入院手续　　　　B. 通知医生　　　　　C. 卫生处置
    D. 安排床位　　　　　　E. 护送病人入病室

21. 病人入院护理是指
    A. 家庭病房的护理及管理　　　B. 病人住院后护士对病人的一系列医护活动安排
    C. 为门诊病人入院前的护理　　D. 为急诊病人入院前的护理
    E. 住院处的护理管理

22. 接住院处通知后，病区护士立即根据病情需要选择合适的
    A. 医生　　　B. 责任护士　　　C. 床单位　　　D. 药物　　　E. 护理措施

23. 支气管哮喘发作期病人入院时应
    A. 安置在重危病室　　　B. 安置在普通病室　　　C. 安置在隔离病室
    D. 安置在心电监护病室　E. 安置在处置室

24. 办理入院手续后宜进行卫生处置的病人是
    A. 急性腹膜炎病人　　　B. 急性白血病病人　　　C. 甲状腺肿瘤病人
    D. 心力衰竭病人　　　　E. 即将分娩的产妇

25. 护士对病人进行入院指导的内容不包括
    A. 核对病人，介绍自己　　B. 介绍病人床单位的设备和使用
    C. 介绍病区环境　　　　　D. 介绍送检标本的地点
    E. 介绍病房及医院的常规制度

26. 出入院时间用红钢笔竖写记录在体温单的相应时间栏内
    A. 36℃ 以下　　　　　　B. 36℃ ～38℃ 之间　　　C. 38℃ ～40℃ 之间
    D. 40℃ ～42℃ 之间　　　E. 42℃ 以上

27. 平车护送病人入院时，下列有错的一项是
   A. 上下坡时病人头部位于车前端　B. 动作轻稳、安全、舒适
   C. 骨折病人平车上垫木板　　　　D. 继续输液防止针头阻塞或脱落
   E. 颅脑损伤、昏迷病人头偏向一侧

28. 病人出院后，病床单位的处理错误的一项是
   A. 污被服撤下送洗衣房清洗　　　B. 床垫、棉胎日光下曝晒6小时
   C. 脸盆、痰杯用消毒液浸泡　　　D. 床旁桌、椅用消毒液擦拭
   E. 铺暂空床，准备迎接新病人

29. 出院病人的病历排列首页是
   A. 体温单　　　　　　　B. 入院记录　　　　　　C. 住院病案首页
   D. 病程记录　　　　　　E. 出院记录

30. 出院病人的病案整理后由下列哪个部门保管
   A. 病区护士办公室　　　B. 医教室　　　　　　　C. 护理部
   D. 病案室　　　　　　　E. 医务科

31. 用轮椅接送病人时，轮椅位置应是
   A. 放在床尾，面向床头　　　　　B. 放在床头，面向床尾
   C. 放在床旁，椅背靠床沿　　　　D. 放在床旁，面向床尾
   E. 面向床头，椅背与床尾平齐

32. 用平车运送输液病人最重要的是
   A. 上坡头在前　B. 下坡头在前　　　C. 做好穿刺处的固定，防针头脱出
   D. 不可用车撞门　　　　　　　　E. 使病人躺卧在平车中间

33. 协助病人向平车挪动的顺序是
   A. 上身、臀部、下肢　　　　　　B. 上身、下肢、臀部
   C. 臀部、上身、下肢　　D. 下肢、臀部、上身　　E. 下肢、上身、臀部

34. 单人搬运病人，平车放置的适宜位置是
   A. 平车与床平行　　　　　　　　B. 平车头端与床尾呈钝角
   C. 平车头端与床头呈钝角　　　　D. 平车尾端与床尾呈钝角
   E. 平车头端与床尾呈锐角

35. 三人搬运病人的最佳配合是
   A. 甲托病人头肩部、乙托背臀部、丙托腘窝、腿部
   B. 甲托病人头颈部、乙托腰臀部、丙托小腿和足部
   C. 甲托病人颈背部、乙托背臀部、丙托膝腿部
   D. 甲托病人头背部、乙托腰臀部、丙托小腿和足部
   E. 甲托病人头肩部、乙托臀部、丙托膝腿部

36. 家庭病床的建立是以下哪项三位一体的好形式
   A. 治疗、护理、预防　　　　　　B. 预防、健康、护理
   C. 预防、健康、康复　　D. 健康、预防、治疗　　E. 预防、医疗、康复

37. 哪项不是家庭病床的收治对象
   A. 手术恢复期病人　　　　B. 脑卒中、恢复期病人

    C. 关节疼痛病人　　　　　　　D. 急性心衰病人

    E. 老年性痴呆病人

38. 护士进入家庭的护理工作不包括

    A. 提供治疗护理　　　　　　B. 给予康复护理　　　　　C. 给于健康教育

    D. 诊断疾病　　　　　　　　E. 提供心理护理

【A₂ 型题】 每一道试题是以一个小病例出现的，其下面都有 A、B、C、D、E 五个 备选答案，请从中选择一个最佳答案。

1. 李先生，30 岁，因上消化道出血急诊入院，表现烦躁不安、面色苍白，血压 90/50mmHg，脉搏 110 次/分，入院护理的首要步骤是

    A. 准备急救药品，等待医生到来　　B. 通知医生、配合抢救、测量生命体征

    C. 介绍病区环境、有关制度　　　　D. 了解病人身心需要，作护理体检

    E. 填写有关表格

2. 林先生，50 岁，因胃溃疡入院待手术，护士实施入院护理中，不妥的一项是

    A. 使病人尽快适应病区环境　　　　B. 将备用床改为麻醉床

    C. 正确测量 T、P、R、BP　　　　　D. 填写有关表格

    E. 了解病人身心需要，进行护理体检

3. 周女士，35 岁，因急性胰腺炎入院，病人精神紧张，焦虑，值班护士在实施入院护理时，哪项不妥

    A. 热情接待，为病人提供舒适环境　　B. 服务周到，使病人放心

    C. 认真倾听病人述说，科学指导　　　D. 病人的任何需要，及时满足，让病人安心

    E. 耐心安慰，减轻焦虑

4. 李女士，30 岁，急性阑尾炎手术后出院，护士做的护理工作中不妥的一项是

    A. 停止病区内的治疗　　　　　　B. 通知病人办理出院手续

    C. 填写病人出院护理评估单　　　D. 征求病人意见，给予健康指导

    E. 病人离开后，立即铺备用床

5. 张先生，45 岁，在门诊候诊时，突然感到腹痛难忍，出冷汗，四肢冰冷，呼吸急促。门诊护士应

    A. 态度和蔼，劝其耐心等候　　　B. 让病人平卧候诊　　　C. 安排提前就诊

    D. 给予镇痛剂　　　　　　　　　E. 请医生加快诊疗

6. 赵先生，因外伤右下肢骨折，大量出血，送至急诊科。在医生未到来之前，护士应立即

    A. 询问事故的原因　　　　　B. 向保卫部门报告　　　　　C. 为病人注射镇痛剂

    D. 安排观察床位，等待医生　　　　　　　E. 为病人止血，建立静脉通路

7. 门诊护士发现李女士肝功能检查结果异常，且病人主诉肝区隐痛、乏力、食欲减退等症状。应立即

    A. 开展就诊教育与卫生宣教　　B. 安排病人提前就诊　　　C. 转急诊室处理

    D. 转隔离门诊诊治　　　　　　E. 消毒候诊环境

8. 魏先生因颅骨骨折行急诊手术，护士为其准备麻醉床，不符合要求的操作是

    A. 将原有的备用床改铺为麻醉床　　　　　B. 橡胶单及中单铺于床中部和床尾部

C. 盖被扇形三折叠于床边，开口处向门　　D. 枕头开口背门并横立于床头

E. 备麻醉护理盘、输液架等

【A₃型题】以下提供了若干个病例，每个病例下设 2～3 个试题，请根据病例所提供的信息，在每道试题下面的 A、B、C、D、E 五个备选答案中选择一个最佳答案。

（1～2 题共用题干）

黄先生，35 岁，因遭歹徒抢劫致左上肢及胸部多处外伤，病人大量出血、呼吸急促、意识模糊，由同事送至急诊科抢救。

1. 急诊科护士在紧急处理中不妥的一项是

    A. 询问外伤原因　　　　　　　　　B. 迅速与公安部门联系

    C. 安排观察病床，等待医生　　　　D. 请陪伴者留下　　　　E. 记录病人到达的时间

2. 黄先生急诊手术后入病区，护士为其准备床单位时正确的方法是

    A. 立即将备用床改为暂空床　　　　　B. 将盖被三折于床尾

    C. 两条橡胶单分别铺于床中部和床头部　　D. 将输液架置于床头正中

    E. 将枕头置于床头，开口背门

（3～4 题共用题干）

陈先生，60 岁，诊断为"十二指肠球部溃疡出血"入院，经过治疗，病情缓解，病房护士接到此病人出院的通知。

3. 护士为此病人进行出院护理，正确的一项是

    A. 通知病人及家属办理出院手续　　B. 整理病历，将医嘱单放在最后一页

    C. 注销各种卡片，但不包括饮食　　D. 可以不做卫生宣教

    E. 应该用轮椅护送病人至医院门口

4. 病人出院时，护士送别时语言应忌用

    A. 注意休息　　　　　　B. 按时服药　　　　　　C. 按时复诊

    D. 再见，欢迎再来　　　E. 请多吃易消化的食物

（5～6 题共用题干）

陶先生，45 岁，因颈椎骨折可能住院，现需送 CT 室检查。

5. 护士应用何种方法搬运病人

    A. 单人搬运　　　B. 二人搬运　　　C. 三人搬运　　　D. 四人搬运　　　E. 挪动法

6. 平车运送病人途中不妥的一项是

    A. 不可用车撞门　　　　　　　B. 平车上垫木板

    C. 平车上下坡时，病人头部卧于小轮端

    D. 平车上下坡时，病人头部应在高的一端

    E. 观察病人面色，呼吸及脉搏

【B型题】以下提供若干组试题，每组试题共同使用在试题前列出的 A、B、C、D、E 五个备选答案。请从中选择一个与问题关系密切的答案，每个备选答案可能被选择一次、多次或不被选择。

（1～2 题共用备选答案）

A. 主动—被动型　　　　　B. 指导—合作型　　　　　C. 指导—参与型

D. 共同参与型　　　　　　E. 主动—主动型

1. 病人病情较急、较重、但神志清醒，在这种情况下，使用的护患关系模式为

2. 护理慢性病病人，护患关系模式宜采用

（3~5题共用备选答案）

    A. 供住院病人用，使病室整洁   B. 准备病人入院，使病室整洁

    C. 供能下床活动的病人使用   D. 供麻醉手术后的病人使用

    E. 供病人体格检查使用

3. 铺备用床的目的是

4. 铺暂空床的目的是

5. 铺麻醉床的目的是

（6~8题共用备选答案）

    A. 治疗者   B. 管理者   C. 照顾者   D. 教导者   E. 协调者

6. 护士小张与一高血压病人及家属共同研究和讨论出院后的饮食安排问题，此时张某的主要角色是

7. 病人李某因家庭矛盾影响睡眠，护士张某与其沟通后，解决了其心理问题，帮助其睡眠，护士张某的主要角色是

8. 病人肖某，56岁，患支气管哮喘，不能平卧，口唇发绀。护士张某将其床头抬起，使其呈端坐位，并给于氧气吸入，此时护士张某的主要角色是

【X型题】 以下每一道试题下面有 A、B、C、D、E 五个备选答案。请从中选择备选答案中所有正确答案。

1. 急诊科的布局和设备要求是

    A. 环境宽敞、光线明亮   B. 安静整洁   C. 专用通道、路标醒目

    D. 夜间应有明显的灯光   E. 是一个独立的单元

2. 铺麻醉床的目的是

    A. 便于接受术后麻醉未清醒的病人   B. 保持床铺整洁   C. 使病人舒适、安全

    D. 预防并发症   E. 方便病人下床活动

3. 王先生在内科门诊候诊时，突然感到胸闷气喘，出冷汗，面色轻度发绀，呼吸时伴哮鸣音，病人情绪紧张。候诊室护士应

    A. 立即置病人于半卧位   B. 测 T、P、R、BP   C. 安排提前就诊

    D. 给予氧气吸入   E. 安慰病人

4. 病区护士对一般入院病人应

    A. 准备床单位用物   B. 等电话通知   C. 测量生命体征

    D. 询问病情   E. 准备抢救

（二）名词解释

1. 医院

2. 门诊

3. 急诊科

4. 病区

5. 护士角色

6. 护患关系

（三）是非题

1. 急诊病人送入病区后护士应立即与医生配合抢救。 （　　）
2. 铺麻醉床时必须铺橡胶单和中单。 （　　）
3. 平车运送病人时，护士应站在病人的足部便于观察。 （　　）
4. 所有病人在住院处办完手续后，护士不必都护送其入病区。 （　　）

（四）填空题

1. 当前医院的组织结构模式大致分为三大系统，即_____部门、_____部门和_____部门。
2. 一切抢救物品做到"五定"_____、_____、_____、_____、_____。
3. 病床一定要符合_____、_____、_____、_____的原则。
4. 铺备用床时，移床旁桌距床旁_____ cm，移椅距床尾正中_____ cm，盖被上缘与床头_____。
5. 铺麻醉床中部橡胶单和中单距床头_____ cm，盖被扇形三折，开口处_____门，枕头_____立于床头。
6. 病人出院护理包括通知_____，办理_____，填写_____，征求_____及护送出院等项内容。
7. 平车运送病人，上下坡时，病人头部在_____端；若车有大小轮，病人的头部应卧于_____端；车速要适宜，确保病人_____，冬季注意_____；骨折病人，车上需_____；有输液者，需_____。
8. 搬运病人时动作应_____，_____，使病人身体靠近_____，以达到省力的目的。

（五）简答题

1. 简述医院的任务。

2. 医院的种类是如何划分的?

3. 对于候诊病人，什么情况下护士要安排提前就诊?

4. 利用候诊时间对病人进行健康教育的形式有哪些?

5. 如何安排病人的候诊与就诊?

6. 对急诊科的护士有何要求?

7. 对于一切抢救物品有哪些要求?

8. 抢救过程中的口头医嘱，你将如何处理?

9. 危重病人急诊时，在医生未到之前，护士应做哪些紧急处理?

10. 留观室的护理工作有哪些?

11. 比较各种铺床法的目的及注意事项。

12. 麻醉护理盘的用物有哪些?

13. 在住院处你如何帮助病人办理住院手续?

14. 你知道病人的权利和义务吗?

15. 一般病人入病区后，你将采取哪些护理措施？

16. 叙述特级护理的适用对象与护理措施。

17. 叙述一级护理的适用对象与护理措施。

18. 出院病人的床单位如何处理？

19. 你用轮椅运送病人去做检查，这其中应注意什么？

20. 用平车运送病人的过程中应注意什么？

21. 你怎样帮助病人用挪动法移向平车？

22. 四人搬运法适用于哪些病人？如何搬运？

（六）病例分析题

1. 李女士，38 岁，因患胆囊炎、胆石症入院手术。病人性格内向，胆小，多疑，爱干净。你作为她的责任护士，采取哪些护理措施来搞好护患关系？

2. 李先生 35 岁，去门诊看病医生诊断为"急性胰腺炎"，你作为住院处护士，如何帮助病人进入病区？

3. 范先生因车祸造成左上肢擦伤出血，右下肢骨折。你是急诊护士，在医生未到之前，可以做哪些工作？

4. 刘某，男，55 岁，诊断为"多发性骨折伴创伤性休克"需立即手术。现给予双侧鼻导管吸氧，静脉输液，在用平车送往手术室途中，护士应注意什么？病区护士应做哪些准备工作？

三、实验报告

护理学基础实验报告

实验名称	铺备用床法		
课程类型	操作练习□	操作考核□	真实操作□
实验时间	年　月　日第　节		教师：
实验要求	熟练掌握铺备用床法		
操作方法	操作要点		掌握程度（正确度）
1. 准备用物	备齐用物，按铺床先后顺序置于护理车上推至床边。		
2. 翻垫移桌	（1）移开床旁桌，距床旁约20cm；移椅，距床尾正中约15cm。 （2）用物按使用顺序置于椅上。 （3）纵翻或横翻床垫，上缘需紧靠床头，按需铺床褥。		
3. 铺正大单	（1）将大单中缝对齐床中线，分别向床头、床尾散开。 （2）铺近侧床头，一手将床头的床垫托起，一手伸过床头中线，将大单塞入床垫下，铺床角。 （3）向上提起大单边缘，使其同床边垂直，呈一等边三角形，以床沿为界将三角形分为两半，上半三角覆盖于床上，下半三角平整地塞于床垫下。 （4）将上半三角翻下塞于床垫下，使之成为一斜角。 （5）同法铺近侧床尾的床角。 （6）两手将中部边缘大单拉紧，向内塞入。 （7）从床尾转至对侧同法铺毕大单。		
4. 套平被套（"s"形）	（1）被套放置、打开：横纵中线对齐，正面朝外，封口端齐床头，开口端朝床尾，将被套开口端上层打开至1/3处。 （2）棉胎放置、打开：将折好的棉胎放于开口处，拉棉胎上缘至被套封口处，再将竖折的棉胎两边打开和被套平齐，对好两上角，扯平、系带。 （3）做被筒：盖被上缘与床头平齐，边缘向内折与床沿平齐，铺成被筒，尾端塞在床垫下（或向下内折叠与床尾平齐）。		
5. 套平枕套	（1）将枕套套于枕芯上，四角充实。 （2）轻拍枕芯，系带，平放于床头，枕套开口处背门。		
6. 桌椅归位			
专业能力：	相关知识：10%	操作过程：30%	
方法能力（合理、逻辑和创新）：	物品种类数量：10%	过程流畅完整：10%	物品清洁：10%
社会能力：	情感体验：10%	学习态度：10%	沟通能力：10%
自我总评：（分数）	评价内容：		
教师总评：（分数）	评价内容：		

护理学基础实验报告

实验名称	铺麻醉床法		
课程类型	操作练习□	操作考核□	真实操作□
实验时间	年 月 日第 节		教师：
实验要求	熟练掌握铺麻醉床法		
操作方法	操作要点		掌握程度（正确度）
1. 准备用物	（1）拆除原有枕套、被套、大单等		
	（2）移床旁桌、椅、翻床垫同备用床		
	（3）用物按使用顺序置于椅上		
2. 铺正大单	铺一侧大单（同备用床铺法）。		
3. 铺橡胶单中单	将橡胶单及中单分别对好中线铺在床中部。根据病情和手术部位的需要，可将另一橡胶单及中单分别对好中线，铺在床头或床尾。在铺床头时，上端平整齐床头，下端压在中部橡胶单及中单上，边缘塞入床垫下。在铺床尾时，则下端齐床尾，余同		
4. 铺好床基	上。转至对侧，按同法依次铺好大单、橡胶单和中单。		
5. 套平被套	（1）同备用床法套好被套后，上端齐床头，做成被筒，被尾内折于床垫上。		
	（2）将盖被呈扇形三折，叠于一侧床边，开口处向门。		
6. 套平枕套	同备用床法将枕套套好，横立于床头，枕套开口处背门。		
7. 整理用物	（1）床旁桌放回原处，椅子放于折叠被同侧。		
	（2）置麻醉护理盘于床旁桌上，输液架置于床尾，其他物品按需放于妥善处。		
专业能力：	相关知识：10%	操作过程：30%	
方法能力（合理、逻辑和创新）：	物品种类数量：10%	过程流畅完整：10%	物品清洁：10%
社会能力：	情感体验：10%	学习态度：10%	沟通能力：10%
自我总评：（分数）	评价内容：		
教师总评：（分数）	评价内容：		

（王全华）

护理学基础实验报告

实验名称	平车运送法		
课程类型	操作练习□	操作考核□	真实操作□
实验时间	年　月　日第　节		教师：
实验要求	学会平车运送法		
操作方法	操作要点		掌握程度（正确度）
挪动法	适用于病情允许，且病人能在床上配合者		
1. 解释指导	携用物至床边，移开床旁桌椅，向病人或家属解释，说明方法以取得病人合作		
2. 固定平车	将病人移向床边，推平车紧靠床边，大轮靠床头，车闸固定		
3. 移动病人	（1）下床上车：协助病人将上身、臀部、下肢依次向平车挪动，此时病人头部卧于大轮端，使病人躺好，用盖被包裹病人，先盖脚部，然后两侧，露出头部，上层边缘向内折叠（2）下车回床：先移动下肢，再移动上半身		
单人搬运法	适用于病情允许，体重较轻者		
1. 固定平车	将病人移向床边，将平车推至床尾，使平车头端与床尾呈钝角，将车闸制动		
2. 搬运病人	（1）搬运者一臂自病人腋下伸至肩部外侧，一臂伸入病人大腿下；病人双臂交叉于搬运者颈后（2）搬运者托起病人移步转身，将病人轻放于平车上，盖好盖被		
两人搬运法	适用于病情较轻，但自己不能活动而体重又较重者		
1. 固定平车	同单人搬运法		
2. 搬运病人	（1）操作者甲乙站在床边，将病人双手交叉于胸前（2）甲一手托住病人头、颈、肩部，另一手托住病人腰部；乙一手托住病人臀部，另一手托住病人腘窝处。两人同时抬起，使病人身体同时向护士倾斜（3）转身移步将病人放于平车上，盖好盖被		
三人搬运法	适用于病情较轻，但自己不能活动而体重又较重者		
1. 固定平车	同单人搬运法		
2. 搬运病人	（1）甲托住病人的头、肩及胸部，乙托住病人腰、臀部，丙托住病人腘窝和腿部（2）三人同时抬起，使病人身体稍向护士倾斜，同时向后移步（3）将病人放于平车上，盖好盖被		
四人搬运法	适用于颈椎、腰椎骨折病人或病情较重的病人		
1. 固定平车	移开床旁桌椅，升高病床使之与平车同高，平车紧靠床边，大轮靠床头，将车闸固定		
2. 搬运病人	（1）将病人的双手交叉于胸前，在病人腰、臀下铺中单或大单（2）甲站于床头，托住病人头及颈肩部；乙站于床尾，托住病人两腿；丙站于平车侧，紧握中单两角；丁站于床另一边紧握中单另两角（3）四人合力同时抬起，轻放于平车上，盖好盖被		
专业能力：	相关知识：10%	操作过程：30%	
方法能力：（合理、逻辑和创新）：	物品种类数量：10%	过程流畅完整：10%	物品清洁：10%
社会能力：	情感体验：10%	学习态度：10%	沟通能力：10%
自我总评：（分数）	评价内容：		
教师总评：（分数）	评价内容：		

（王全华）

第四章 环　境

一、双核要求

第四章　环境	第一节环境与健康	1. 环境的概念	理解
		2. 影响健康的环境因素	掌握
		3. 护理与环境的关系	掌握
	第二节医院对环境的要求及其调节	1. 医院环境的总体要求	理解
		2. 医院环境的调节与控制	理解
	第三节清洁、消毒、灭菌	1. 概念	掌握
		2. 清洁法	理解
		3. 物理消毒灭菌法	掌握
		4. 化学消毒灭菌法	掌握
	第四节无菌技术	1. 概念	掌握
		2. 无菌技术操作原则	掌握
		3. 无菌技术基本操作	掌握
	第五节隔离技术	1. 隔离基本知识	理解
		2. 隔离原则	掌握
		3. 隔离种类	理解
		4. 常用隔离技术	掌握
	第六节供应室	1. 供应室的设置和布局	了解
		2. 供应室的工作内容	了解
		3. 常用物品的保养	理解
	第七节医院的安全环境	1. 病人的安全环境	理解
		2. 护理职业安全与职业防护	掌握
		实践9：物理消毒灭菌法	学会
		实践10：化学消毒灭菌法	学会
		实践11：无菌技术基本操作	熟练掌握
		实践12：隔离技术基本操作	熟练掌握
		实践13：护理安全安全分析	学会

二、练习题集

（一）选择题

【A₁型题】每一试题下面有 A、B、C、D、E 五个备选答案，请从中选择一个最佳答案。

1. 自然环境的组成不包括
   A. 大气圈　　　　　　　B. 水圈　　　　　　　　C. 土壤岩石圈
   D. 生物圈　　　　　　　E. 社会制度

2. 长时间接触噪声，对机体的影响主要表现在
   A. 损伤视觉器官　　　　　　B. 损伤听觉器官
   C. 损伤触觉器官　　　　　　D. 损伤嗅觉器官　　　　　E. 损伤味觉器官

3. 对病房空间的要求，正确的是

A. 一般每床占地大于 $6 \sim 7m^2$　　B. 每室 $6 \sim 8$ 床为宜　　C. 床间距为 $1 \sim 1.5m$

D. ICU 每床至少应占地 $10m^2$　　E. 儿科病区应设学习室，以满足病人需求

4. 关于病室温度说法正确的是

A. 一般病室温度应保持在 $18 \sim 20℃$　　B. 室温过低会影响体力的恢复

C. 室温过高有利于病人的治疗　　D. 手术室温度以 $22 \sim 24℃$ 为宜

E. 新生儿、分娩室等特殊场所应为 $24 \sim 26℃$

5. 关于病室通风的目的，说法错误的是

A. 通风换气可以调节室内的温度和湿度　　B. 对流风直吹病人以增加病人的舒适感

C. 减少呼吸道疾病的发生　　D. 改善病人由于空气污浊而出现的烦躁、头晕

E. 经常通风可以保持空气的清新

6. 寄居在人体内的正常菌群或条件致病菌在病人机体免疫力低下时引起的感染，称为

A. 外源性感染　　　　　　B. 交叉感染　　　　　　C. 内源性感染

D. 医院感染　　　　　　　E. 医院获得性感染

7. 造成医院感染的主要因素不包括

A. 控制医院感染的规章制度不健全　　　　B. 入院时，感染已处于潜伏期

C. 医务人员认识不足导致消毒灭菌和无菌技术不严格

D. 医院布局不合理、隔离设施不完全或不配套　　　　E. 侵入性操作过多

8. 不能用干烤法灭菌的物品是

A. 油剂　　　　　　　　　B. 粉剂　　　　　　　　　C. 玻璃器皿

D. 橡胶导管　　　　　　　E. 金属制品

9. 煮沸消毒法，使用正确的是

A. 橡胶类物品冷水或温水时放入　　B. 玻璃类物品待水沸腾后放入

C. 器械的轴节要打开　　　　　　　D. 大小相同的碗需要叠放以减少空间

E. 尖锐刀剪也可应用此法消毒

10. 目前最安全、使用广泛、迅速而有效的灭菌方法是

A. 干烤法　　　　　　　　B. 煮沸消毒法　　　　　　C. 微波消毒灭菌法

D. 燃烧法　　　　　　　　E. 高压蒸汽灭菌法

11. 高压蒸汽灭菌的效果监测，最可靠的方法是

A. 物理监测法　　　　　　B. 留点温度计法

C. 生物监测法　　　　　　D. 化学指示胶带法　　　　E. 化学指示卡法

12. 关于手提式压力蒸汽灭菌器的使用方法错误的是

A. 在外层锅内加适量的水，将物品放内层锅

B. 当压力表指针指向 5 磅时，打开排气阀，将冷空气排出

C. 当压力表指针下降至 0 时，关闭排气阀

D. 加热物品，当压力表指针达到所需数值，维持 $20 \sim 30min$

E. 关闭电源，迅速打开盖子，取出物品

13. 高压蒸汽灭菌法，正确的操作是

A. 灭菌包不宜过大，但要放置紧密　　B. 布类物品应放在金属物品下层

C. 玻璃物品易爆裂，故应放最上层　　D. 液体瓶塞宜使用木塞

E. 用指示胶带以监测灭菌效果

14. 紫外线灯的使用，错误的方法是

    A. 照射前，先湿式清洁室内尘埃，关闭门窗

    B. 有效照射距离不超过 2m，照射时间不少于 30min

    C. 定时翻动物品，使物品的各个表面均能被紫外线直接照射

    D. 消毒时间从灯亮 5~7min 后开始计时

    E. 紫外线灯可以连续使用

15. 无菌操作前准备正确的是

    A. 操作环境应清洁、湿润、宽阔

    B. 操作前 10min 应停止清扫、铺床等工作，减少走动以避免尘埃飞扬

    C. 每次操作前都要空气消毒

    D. 操作人员要衣帽穿戴整洁、修剪指甲、洗手，戴口罩

    E. 操作人员必须戴无菌手套

16. 为防止交叉感染，必须做到

    A. 操作者要靠近无菌区   B. 无菌和有菌物品分别有明确标签

    C. 无菌包内物品一次未用完应按原折痕包好   D. 无菌物品保持干燥

    E. 一位病人使用一套无菌物品

17. 用三叉钳夹取的物品是

    A. 无菌镊子   B. 无菌罐   C. 组织剪   D. 手术缝针   E. 棉球

18. 无菌镊子长 24cm，消毒液面应浸泡镊子的高度是

    A. 8 cm   B. 10 cm   C. 12 cm   D. 16 cm   E. 20 cm

19. 盛有无菌持物钳的无菌干罐，应多长时间更换一次以使其保持无菌

    A. 1~2h   B. 4h   C. 2~4h

    D. 8~10h   E. 10~12h

20. 下列不属于无菌容器的是

    A. 无菌盘   B. 无菌换药碗   C. 无菌包

    D. 无菌盒   E. 无菌贮槽

21. 无菌容器使用正确的是

    A. 提起容器盖，将内面向下放置，防止污染   B. 容器内物品应立即用完

    C. 取无菌容器内的物品时，可以触碰容器边缘

    D. 使用无菌容器时，不可污染盖的内面、容器的内面

    E. 无菌容器打开后，有效使用时间为 48h

22. 取用无菌溶液首先应核对

    A. 溶液名称   B. 灭菌日期   C. 浓度、剂量

    D. 密封程度   E. 有无浑浊、变色

23. 倒取无菌溶液时，先倒少量无菌溶液的目的是

    A. 检查溶液的颜色   B. 检查溶液的气味

    C. 查看溶液有无浑浊   D. 查看溶液的性质   E. 冲洗瓶口

24. 倒取无菌溶液时，瓶签的方向是

A. 朝向容器　　　　　　B. 朝向操作台　　　　　　C. 背对掌心

D. 朝向掌心　　　　　　E. 任意方向

25. 已打开的无菌溶液，在未污染的情况下可保存

A. 4h　　　B. 8h　　　C. 12h　　　D. 24h　　　E. 48h

26. 包扎无菌包，操作错误的是

A. 操作者的手可触及包布的内面　B. 将物品放于包布正中，将包布下角上翻

C. 依次将包布左右两角向上翻折　D. 将包布上角向上翻折

E. 用系带以"十"字形或"一"字形扎紧

27. 打开无菌包前应核对的内容不包括

A. 无菌包的名称　　　　B. 灭菌日期　　　　　　C. 化学指示胶带是否变色

D. 无菌包的颜色　　　　E. 如无菌包已经使用过，应检查开包时间

28. 无菌包的使用，正确的是

A. 包玻璃物品应先用棉垫包裹　　　　B. 将化学指示胶带粘在包布内面

C. 打开无菌包时，将系带卷起来放在一旁　D. 依次打开包布内角及左右两角

E. 直接用手将包内物品取出

29. 包内物品一次未用完，正确的处理是

A. 剩余物品，重新灭菌　　　　　　B. 按无菌原则依原折痕包好

C. 包布带用"十"字形横向绕捆固定　D. 12h 内将物品用完

E. 注明开包日期时间

30. 取小包无菌物品，操作错误的是

A. 取全部物品时，可将包托在手上打开　B. 解开系带挽结

C. 一手托住无菌包及结　　　　　　D. 另一手依次打开包布四角并抓住

E. 将包内物品投入无菌区域或容器，可触及边缘

31. 一次性无菌敷料取用方法正确的是

A. 先检查封包有无破损和漏气　B. 先核对无菌物品的名称和有效期

C. 先用无菌剪刀将敷料外袋剪开　D. 用手直接取出敷料使用

E. 戴无菌手套后取出敷料

32. 单层底铺盘法操作错误的是

A. 用无菌持物钳取出一块治疗巾，放在清洁干燥的治疗盘中

B. 将无菌治疗巾上层边缘两角向远端呈扇形折叠

C. 治疗巾边缘开口向内　D. 放入无菌物品后，上下层边缘对齐

E. 将开口处向上翻折两次，两侧边缘分别向下翻折一次

33. 铺好的无菌盘，有效时间是

A. 4h　　　B. 8h　　　C. 12h　　　D. 24h　　　E. 48h

34. 戴无菌手套操作，正确的是

A. 取出滑石粉包，涂擦双手后立即放回包内

B. 一手提起手套袋外层，另一手捏住手套反折部分提出，戴上五指和手套腰

C. 已戴手套的手指插入另一手套的反折内面提出手套

D. 将手套反折部套在工作衣袖内面，双手交叉

E. 带手套的手要在胸部以上区域活动

35. 脱无菌手套错误的是
   A. 用戴手套的一只手捏住另一手套腕部外面翻转脱下
   B. 已脱下手套的手指插入另一手套内，将其翻转脱下
   C. 手套有血渍，脱下后将手套直接浸泡在消毒液中
   D. 脱手套时，双手不能接触手套外面
   E. 应从手套口翻转脱下，不可强拉手指和手套的边缘

36. 关于无菌手套的内外面，下列说法中正确的是
   A. 无菌手套的外面为清洁面　　　B. 无菌手套的内面为无菌面
   C. 未戴手套的手只能接触无菌手套的外面
   D. 已戴手套的手只能接触无菌手套的内面
   E. 已戴手套的手不可触及未戴手套的手或另一手套的内面

37. 隔离区域的配置，说法错误的是
   A. 保护性隔离病区可配置无菌病房　　　B. 尽量采用感应自控门
   C. 隔离病室门外应有明显隔离标志　　　D. 配置必要的卫生、消毒设备
   E. 为加强隔离管理，应只设一个出入口

38. 对于隔离病人的安置，叙述正确的是
   A. 单人隔离是以病室为单位，每个病室有单独的病人与用具
   B. 未确诊、危重及具有强烈传染性的病人，应住单独隔离室
   C. 对于高度易感人群的保护性隔离属于同室隔离
   D. 同室隔离，每间病室不少于 4 人　　　E. 床间距不少于 4m

39. 工作人员进入隔离病室前的准备工作，说法错误的是
   A. 必须戴口罩、帽子，穿隔离衣
   B. 护士穿隔离衣进隔离室前，应备齐用物，尽量集中进行各项操作
   C. 不同病种不能共用一件隔离衣
   D. 不易消毒的物品可放入隔离衣的口袋里
   E. 穿隔离衣后，只能在规定范围内活动

40. 病人张某患有炭疽病，医治无效死亡。护士进行尸体终末消毒处理，错误的做法是
   A. 用消毒液擦拭尸体　　　B. 用干棉球填塞口、鼻、耳、阴道、肛门等孔道
   C. 伤口处更换敷料　　　D. 一次性尸单包裹尸体　　　E. 送传染科太平间

41. 病室的终末消毒处理，正确的是
   A. 打开病室的门窗，摊开棉被，按规定用消毒液进行熏蒸、喷雾或紫外线照射消毒
   B. 病室消毒后关闭门窗，用消毒液擦拭家具、墙壁及地面
   C. 被服类放入标明"隔离"的污物袋内，清洗后再行消毒
   D. 床垫、被胎需要清洗　　　E. 毛毯和枕芯可用日光曝晒处理

42. 下列病人，需要严密隔离的是
   A. 患百日咳的小儿　　　B. 伤寒病人　　　C. SARS 患者
   D. 新生儿脓疱病　　　E. 艾滋病

43. 使用帽子、口罩方法正确的是
    A. 进入隔离病房前，护士要先戴好帽子、口罩，再洗手
    B. 帽子前达眉睫，应遮住全部头发
    C. 戴口罩时，上半部应罩住口，下半部应遮住下巴
    D. 取下口罩，将污染面向外折叠，放于胸前小口袋
    E. 口罩潮湿或污染时，要在 4h 内更换

44. 刷手法，操作不当的是
    A. 打开水龙头，润湿双手
    B. 用手刷蘸肥皂液，按前臂、腕部、手背、手掌、手指、指缝、指甲顺序刷洗
    C. 每只手刷 30s，刷洗两次，共刷 2min
    D. 流水冲洗时，腕部要高于肘部　　E. 冲净后，用手刷关闭龙头

45. 穿隔离衣操作不正确的是
    A. 备齐操作用物，戴好帽子、口罩及手表，卷袖过肘
    B. 手持衣领取下隔离衣，将衣领两端向外折齐，使清洁面朝向自己
    C. 穿两衣袖，扣好袖扣或系上袖带后系上领扣
    D. 将隔离衣一边向前拉，见到边缘后用手拿住隔离衣的里外边缘，同法拿住另一侧
    E. 双手在背后将两边缘对齐，向一侧折叠整齐，双手将腰带在背后交叉，再回到前面打一活结

46. 隔离衣被视为清洁区的部位是
    A. 衣领　　　　　　B. 颈部以下，腰部以上的部位
    C. 袖口　　　　　　D. 衣襟边缘　　　　　　E. 腰带

47. 脱隔离衣的首要步骤是
    A. 刷手　　B. 解领扣　　C. 解腰带　　D. 解袖扣　　E. 脱下口罩和帽子

48. 对隔离衣的要求错误的是
    A. 隔离衣长短要合适，须全部遮盖工作服　　B. 隔离衣有破损时则不可使用
    C. 穿隔离衣后不得进入清洁区　　D. 隔离衣内面为污染面
    E. 隔离衣有潮湿或污染，应立即更换

49. 避污纸的正确使用方法是
    A. 掀开撕取　　　　　　B. 从页面抓取　　　　　　C. 垫纱布抓取
    D. 戴手套撕取　　　　　　E. 使用中，两面均为污染面

50. 搪瓷类物品的保养方法错误的是
    A. 应避免碰撞　　　　　　B. 勿与强酸强碱接触　　　C. 勿与粗糙物摩擦
    D. 避免盛放液体，防止生锈　　E. 使用时应轻拿轻放

51. 橡胶类物品保养正确的是
    A. 橡胶类物品宜在寒冷环境下保存　　B. 橡胶单直接卷成筒状保存
    C. 橡胶手套要撒上滑石粉后保存　　D. 橡胶导管要在日光下暴晒晾干
    E. 橡胶袋类应倒挂晾干，取下塞子保存

52. 金属类物品的保存错误的是
    A. 金属类物品最好保存在干燥环境下　　B. 锐利器械应分别放置，以防碰撞

C. 刃面用棉花包裹，以防止损伤锋刃　　D. 金属器械宜潮湿环境保存

E. 金属类物品易上锈，应涂油保护，以防锈蚀

53. 影响个人自我保护能力的因素不包括

　　A. 年龄　　　　　　　　　　B. 感觉和身心状态　　　　C. 诊疗方法

　　D. 是否熟悉环境　　　　　　E. 家庭成员

54. 为防止物理性损伤的发生，护理时应注意

　　A. 使用冰袋、热水袋时，应评估病人病情，调好温度，经常观察皮肤状况

　　B. 对意识清醒的病人也要加用保护具，防损伤

　　C. 行动不便的病人，最好床上活动　　D. 对受压的病人要减少翻身次数

　　E. 放射治疗的病人要保护好照射野标记，照射时间越长越好

55. 影响护理安全的因素不包括

　　A. 护士自身因素　　　　　　B. 管理因素　　　　　　　C. 环境因素

　　D. 病人因素　　　　　　　　E. 其他病人家属因素

56. 以下属病人不当行为的是

　　A. 擅自改变输液滴数　　　　B. 按医嘱服药　　　　　　C. 定期复查

　　D. 认真配合护理操作　　　　E. 遵医嘱控制饮食

57. 为消除安全隐患，护理管理中的正确做法是

　　A. 注重职业道德而忽视护理业务技术培训　　　B. 护士法律知识淡漠

　　C. 能够预见工作中存在的不安全环节　　　　　D. 护理人员超负荷工作

　　E. 护士合作，责任界限不清晰

【A₂型题】 每一道试题是以一个小病例出现的，其下面都有 A、B、C、D、E 五个 备选答案，请从中选择一个最佳答案。

1. 护士小王用肥皂为病人清洗皮肤，未将皂液冲洗干净，不宜选择的皮肤消毒剂是

　　A. 乙醇　　B. 碘酊　　C. 新洁尔灭　　D. 苯扎溴铵酊　　E. 碘伏

2. 门诊护士为病人换药时，使用无菌持物钳正确的是

　　A. 用无菌持物钳为病人取下外层敷料　　B. 用无菌持物钳夹取油纱条

　　C. 用无菌持物钳到远处取敷料　　　　　D. 在护士腰部以下操作

　　E. 到远处夹取无菌物品，同容器一起搬移

3. 护士小张，在倒取无菌溶液时，不慎将一无菌包弄湿，正确的做法是

　　A. 在日光下暴晒 6 小时后使用　　B. 立即使用　　　　　C. 重新灭菌后使用

　　D. 烤干后使用　　　　　　　　　E. 4 小时内用完

4. 护士在为破伤风病人换药时，所戴手套破裂，护士应该

　　A. 再加戴一副手套　　　　　　B. 在破裂处垫纱布操作

　　C. 用胶布将破裂处粘好再操作　　D. 立即更换　　　　　E. 继续操作

5. 王某，58 岁，患有流感，被安排在隔离病房，最近少言寡语，护士为其进行健康教育，下列做法错误的是

　　A. 向病人及家属解释、宣传有关隔离的知识　　　B. 取得信任和合作

　　C. 对家属严格执行陪伴和探视制度

　　D. 尽量解除病人因隔离而产生的恐惧、孤独、自卑等心理反应

E. 讲解负面的案例

6. 传染病人李某，认为自己已经痊愈，想离开隔离病房的前提条件是
    A. 病人精神状态良好　　　　　B. 病人要求解除隔离
    C. 已经隔离很长时间　　　　　D. 经医生开出医嘱方可解除隔离
    E. 传染性分泌物第一次培养结果为阴性

7. 张某，40岁，肺结核患者，对该病人的隔离措施错误的是
    A. 同室隔离，随时关闭通向走廊的门窗　　　B. 病人离开病室须戴口罩
    C. 工作人员进入病室，必须戴口罩，并保持口罩的干燥
    D. 病人口鼻及呼吸道分泌物须经消毒处理后方可排放
    E. 每周一次消毒室内空气

8. 实习护士小张，对用过的避污纸的处理正确的是
    A. 丢入公共垃圾桶　　　　　　B. 环氧乙烷气体灭菌后再使用
    C. 集中焚烧处理　　　　　　　D. 高压蒸汽灭菌后使用　　　E. 日光暴晒后使用

9. 护士张某，23岁，刚参加工作，有极高的热情，在职业防护中，做法正确的是
    A. 搬运病人时，竭尽全力，经常扭伤腰部
    B. 灌热水袋时，忽视水温，不小心将手烫伤
    C. 为抓紧工作时间，紫外线消毒病室时，继续留在室内工作
    D. 经常徒手接触锐器　　　E. 在为病人进行放射性诊疗过程中，实施自我保护措施

10. 护士小张曾受过锐器伤，因此操作很小心，在使用安瓿制剂时，有效的防护措施是
    A. 先用砂轮划痕再掰安瓿　　　B. 直接掰安瓿
    C. 戴手套操作以防止损伤皮肤　D. 消毒安瓿和手后折断　E. 用镊子打断安瓿

11. 四名实习护士被分配到一个科室，下列哪名护士最易对病人的安全构成威胁
    A. 掌握各项护理常规的护士小张　　　B. 做事谨慎的护士小王
    C. 有丰富理论知识的护士小刘　　　　D. 粗心大意，经常违反操作原则的护士小李
    E. 处理应激反应经验丰富的护士小周

【A₃型题】 以下提供了若干个病例，每个病例下设2～3个试题，请根据病例所提供的信息，在每道试题下面的A、B、C、D、E五个备选答案中选择一个最佳答案。

(1～3题共用题干)

刘先生，40岁，过马路时不小心被车将腿撞伤，伤口很深，由护士小李为其进行伤口处理。

1. 小李应如何取换药镊子
    A. 用三叉钳夹取　　　　　　　B. 用卵圆钳夹取
    C. 用大号镊子夹取　　　　　　D. 直接用手取　　　　　　E. 用戴无菌手套的手取

2. 护士小李用生理盐水清洗伤口周围的皮肤，取无菌溶液不妥的做法是
    A. 用拇指与示指或双手拇指将橡胶塞边缘向上翻起
    B. 一手示指和中指套住橡胶盖并将其松动、拉出瓶口，套在手指上
    C. 无菌容器接触瓶口倒液，以免浪费
    D. 标签握于掌心，按冲瓶口位置倒出溶液

E. 不可将无菌棉球直接接触瓶口倒液

3. 对未用完的生理盐水应如何处理

    A. 丢弃不用   B. 倒在无菌容器内备用   C. 在瓶签上注明可以使用

    D. 已倒出的溶液再倒回瓶内 E. 瓶签上注明开瓶的日期、时间，24h 内有效

（4～6 题共用题干）

王先生，24 岁，腹痛，腹泻伴里急后重 2 天到医院就诊，经检查诊断为"细菌性痢疾"，收入隔离病房。病人腹泻严重，每日 10 次左右，均为脓血便，有时难以控制，经常污染床单位。

4. 为该病人采取的隔离是

    A. 接触隔离   B. 血液—体液隔离   C. 昆虫隔离

    D. 肠道隔离   E. 保护性隔离

5. 该类疾病正确的隔离措施是

    A. 病人必须住单间   B. 接触病人前要消毒手

    C. 进病室前要戴无菌手套   D. 剩余的食物及排泄物、呕吐物直接排放到下水道

    E. 病人的食具、便器应各自专用并严格消毒

6. 护士为病人更换污染的床单时，错误的做法是

    A. 备齐需要更换的用物和污物袋   B. 穿隔离衣   C. 戴帽子、手套

    D. 戴手表，以便看时间   E. 换下的床单放入标明"隔离"字样的污物袋内

（7～9 题共用题干）

患儿王某，12 岁，患有白血病，骨髓移植后第三天。

7. 对该患儿采取的隔离种类是

    A. 严密隔离   B. 保护性隔离   C. 血液—体液隔离

    D. 肠道隔离   E. 接触隔离

8. 下列隔离措施正确的是

    A. 设置专用隔离室，让病人住单间病室隔离   B. 未经消毒处理的物品也可带入病室

    C. 凡患呼吸道疾病或咽部带菌者，接触病人时必须戴口罩

    D. 探视者换上隔离衣即可   E. 病室每隔一日用紫外线消毒并通风换气

9. 探视者应学会的隔离技术不包括

    A. 手的消毒   B. 口罩、帽子的使用方法   C. 穿脱隔离衣

    D. 病室空气消毒法   E. 戴无菌手套法

（10～11 题共用题干）

刘某，25 岁，从事护理工作 1 个月，积极主动，但有时粗心大意。

10. 刘护士在进行有可能接触病人血液、体液的治疗和护理操作时，必须

    A. 徒手操作   B. 戴手套操作   C. 单手操作

    D. 双手操作   E. 无菌操作

11. 该护士配制化疗药物前用流动水洗手，佩戴一次性防护口罩、帽子、面罩、工作服外套、一次性防渗透隔离衣的目的是

    A. 方便操作   B. 药物贵重

    C. 防止药物对人体的损伤   D. 药物气味浓烈   E. 美观整洁

【B型题】以下提供若干组试题，每组试题共同使用在试题前列出的 A、B、C、D、E 五个备选答案。请从中选择一个与问题关系密切的答案，每个备选答案可能被选择一次、多次或不被选择。

（1~3 题共用备选答案）

A. 乙醇　　　B. 过氧化氢　　　C. 甲紫　　　D. 维生素 D　　　E. 乙醇或草酸

1. 祛除碘酊污渍应使用

2. 祛除陈旧血渍应使用

3. 祛除甲紫污渍应使用

（4~6 题共用备选答案）

A. 光照消毒法　　　　　　B. 含氯消毒剂消毒法　　　　　　C. 紫外线灯消毒法

D. 环氧乙烷灭菌法　　　　E. 生物净化法

4. 医院污水和诊疗用水的消毒，最适宜的方法是

5. 化验单据及票证的消毒，最适宜的方法是

6. 手术室以及无菌病房空气，最适宜的消毒方法是

（7~9 题共用备选答案）

A. 1% ~2%碳酸氢钠　　　　　B. 0.9%氯化钠

C. 戊二醛　　　　　　　　　　D. 漂白粉　　　　　　　E. 氯已定

7. 用于浸泡金属器械的化学剂是

8. 为增强煮沸法的杀菌效果和去污防锈，可在水中加入

9. 需要现配现用的化学消毒剂，除了戊二醛还有

（10~11 题共用备选答案）

A. 值班室　　　　　　　B. 病室　　　　　　　C. 病人盥洗室

D. 医护办公室　　　　　E. 病人厕所

10. 隔离病区内的清洁区是

11. 隔离病区内的半污染区是

【X型题】以下每一道试题下面有 A、B、C、D、E 五个备选答案。请从中选择备选答案中所有正确答案。

1. 根据护理专业的要求，护士在医院的临床护理中的责任是

　　A. 努力为病人创造有利于健康的休养环境

　　B. 主动向病人及家属进行健康教育，消除各种危害环境的个人行为

　　C. 促进人们养成良好的卫生习惯

　　D. 改善病人的休养环境　　　E. 关心社会环境，保护自然环境

2. 无菌持物钳使用正确的是

　　A. 取出及放回时，应钳端闭合，垂直　B. 使用过程中应始终保持头端向下

　　C. 若为三叉钳，应保持双叉在上　　　D. 持物钳只能在持物者的胸部高度位置移动

　　E. 放回容器时，避免触及容器口周围

3. 取用无菌溶液正确的方法是

　　A. 检查瓶口有无松动，瓶体有无裂缝，倒转、对光摇动溶液

　　B. 用启瓶器打开密封瓶外盖，消毒瓶塞

C. 拇指与示指或双手拇指将橡胶塞边缘向上翻起

D. 示指和中指套住橡胶盖并将其松动、拉出瓶口，套在手指上

E. 拿起瓶子，标签朝向掌心，倒少量溶液于弯盘中，冲洗瓶口，倒溶液

4. 脱隔离衣正确的操作是

A. 解开腰带，在前面打一活结

B. 解开袖口，将部分衣袖塞入工作服袖下，用刷手法消毒双手

C. 由领子中央向后理顺领边，解开领扣

D. 拉下一袖遮住手，再用该手抓住另一衣袖的外面将袖拉下

E. 双手握住衣领，将隔离衣两边对齐，挂在衣钩上

5. 为防止化学性损伤，护士在使用各种化学药物和消毒剂时应严格掌握

A. 剂量和时间　　　　B. 浓度　　　　　　C. 配伍禁忌

D. 观察用药后反应　　E. 药物的药理作用

（二）名词解释

1. 环境

2. 医院感染

3. 清洁

4. 消毒

5. 灭菌

6. 无菌技术

7. 无菌物品

8. 无菌区域

9. 隔离

10. 清洁区

11. 半污染区

12. 污染区

13. 护理安全

14. 护理事故

15. 护理差错

16. 护理职业安全

17. 护理职业暴露

（三）是非题

1. 外环境指的是机体细胞所生存的体液环境。　　　　　　　　　　　（　　）
2. 无菌持物钳只能用于夹取无菌物品，不可接触非无菌物品。　　　　（　　）
3. 脱手套时，双手可以接触手套的内外两面。　　　　　　　　　　　（　　）
4. 传染病人的信件、书报、票证要用消毒剂熏蒸后方可带出。　　　　（　　）
5. 一次性使用医疗器具用后严禁重复使用和回流市场。　　　　　　　（　　）

（四）填空题

1. 环境是影响机体生存和生长的全部条件的总和，包括_____和_____。
2. 社会环境是指人类生存及活动范围内的_____、_____的总和。
3. 病房要建立安静制度，工作人员在病房工作中要做到"四轻"：_____、
_____、_____、_____。
4. 感染链由_____、_____和_____三个环节组成。
5. 高压蒸汽灭菌法通常压力在_____ Kpa，器内温度达_____℃，维持_____
min，达到灭菌目的。

6. 常用的无菌持物钳分为_____、_____、_____三类。

7. 无菌包在未打开情况下，有效期为_____天。

8. 无菌包打开后，包内物品未用完，可保留_____ h。

9. 铺好无菌盘后，要在卡片上记录无菌盘_____、_____并_____。

10. 隔离病区的两通道：即_____和_____。医务人员通道出入口设在_____一端，病人通道出入口设在_____一端。

11. 供应室的工作区分为_____、_____、_____三个区域。

（五）简答题

1. 外环境是怎么分类的？

2. 影响人类健康的环境因素有哪些？

3. 医院应该具备怎样的环境条件？

4. 医院对心理社会环境有怎样的要求？

5. 医院的社会环境有哪些？

6. 燃烧法的注意事项有哪些？

7. 使用紫外线灯的注意事项有哪些？

8. 化学消毒灭菌剂的使用原则有哪些？

9. 无菌物品管理原则有哪些？

10. 无菌物品使用原则有哪些？

11. 无菌技术操作的目的是什么？

12. 取出的无菌物品未使用，为什么不可再放回无菌容器内？

13. 持无菌容器盖在手中时，容器盖的内面朝上还是朝下，为什么？

14. 无菌包内治疗巾的折法有哪些？

15. 铺无菌盘时，应注意哪些事项？

16. 在无菌技术的操作中，你最容易出错的地方在哪？应如何纠正？

17. 简述六部洗手法的步骤。

18. 试着将穿脱隔离衣的方法总结成口诀。

19. 物品按由"污"到"洁"的大致工作流程是什么？

20. 医院中常见的不安全因素有哪些？

21. 造成职业损伤的危险因素有哪些？

22. 一名护士为病人拔针后，不小心将手弄伤，应如何紧急处理？

（六）论述题

1. 在环境的问题上，护士的职责是什么？

2. 为了有效控制医院感染，可以采取哪些关键措施？

3. 设计一个将六项无菌技术操作连贯进行的方案。

4. 一位乙型肝炎病人治愈后出院，护士应进行哪些消毒处理？

5. 在护理过程中，为加强护理安全，护士应怎样防范？

6. 作为护士，应如何更好保护自己，防护锐器伤的发生？

三、实验报告

护理学基础实验报告

实验名称	无菌容器使用法		
课程类型	操作练习□	操作考核□	真实操作□
实验时间	年 月 日第 节	教师：	
实验要求	熟练掌握无菌容器使用法		
操作方法	要点说明		掌握程度（正确度）
1. 准备工作	（1）衣帽整洁，洗手、戴口罩		
	（2）检查名称、灭菌日期		
2. 打开容器	（1）打开无菌容器盖，将盖的内面向上置于稳妥处		
	（2）或将盖的内面向下拿在手中，手不可触及盖的内面		
3. 取放物品	用无菌持物钳取放无菌物品，无菌持物钳及物品均不可触及容器的边缘		
4. 用毕盖严	（1）取出物品后应立即将容器盖盖严，避免容器内的无菌物品在空气中暴露过久		
	（2）盖容器盖时，盖子应从侧面或由后向前覆盖整个容器口		
5. 手持容器	（1）手持无菌容器（如无菌治疗碗）应托住底部		
	（2）手指不可触及容器的边缘和内面		
专业能力：	相关知识：10%	操作过程：30%	
方法能力（合理、逻辑和创新）：	物品种类数量：10%	过程流畅完整：10%	物品清洁：10%
社会能力：	情感体验：10%	学习态度：10%	沟通能力：10%
自我总评：（分数）	评价内容：		
教师总评：（分数）	评价内容：		

护理学基础实验报告

实验名称	无菌技术操作法		
课程类型	操作练习□	操作考核□	真实操作□
实验时间	年　月　日第　节		教师：
实验要求	熟练掌握无菌技术操作法		
操作方法	要点说明		掌握程度（正确度）
1. 准备工作	（1）衣帽整洁，洗手、戴口罩		
	（2）检查无菌物品名称、药品质量、灭菌日期、有无潮湿及破损。		
	（3）各项物品摆放合理，操作时不会跨越无菌区。		
2. 打开无菌包	检查名称、灭菌日期、指示带颜色、有无潮湿及破损；在清洁、干燥、平坦处打开；方法正确，包带无滑动及污染。		
3. 卵圆钳取敷布	卵园钳用法正确，无污染；敷布放于事先准备好的无菌方盘中。		
4. 合好无菌包	如包内物品未用完将包按原印合上包好，包布带用一字形横向绕捆固定。签名及记录时间，放置稳妥。		
5. 打开敷布	又手捏住中线折边的两角，抖开铺于无菌盘上，将上层边缘两角外面捏住向上扇形折叠，使治疗巾边缘向外，不得跨越无菌区，不可触及敷布里面。		
6. 松开无菌罐盖	松开无菌贮槽盖上的卡槽。		
7. 三叉钳取碗	一手打盖，一手用三叉钳取碗，放于无菌敷布中，靠近盘边缘。		
8. 无菌罐盖好	贮槽盖必须双手盖严，固定好卡槽。		
9. 取棉球置碗中	一手持镊，一手打开无菌棉球缸盖，用镊夹取适量棉球，置于碗中，随即将无菌缸盖盖好。手法正确，无浸染。		
10. 检查药液	检查药名、质量、瓶体、有效期。		
11. 开盐水瓶	去掉铝盖；取无菌棉签蘸消毒剂常规消毒瓶口，锅盖、棉签置弯盘中。		
12. 倒溶液于碗	持镊取无菌纱布盖住瓶盖，标签向手心，另一手开盖，冲洗瓶口，向碗中倒入适量溶液。无污染，不能跨越无菌区。		
13. 瓶盖好	瓶盖盖好，纱布置于弯盘中；记录开瓶时间，签名。手法正确，无污染		
14. 将敷布盖好	将上幅敷布合上后，用手将碗向里推至适当处，开口处边缘对齐，向上反折两次后向下折好。无污染。		
15. 记录签名	填写卡片，记录盘中物品、铺盘时间及操作者签名		
16. 整理用物	操作毕，用物归放整齐		
专业能力：	相关知识：10%	操作过程：30%	
方法能力（合理、逻辑和创新）：	物品种类数量：10%	过程流畅完整：10%	物品清洁：10%
社会能力：	情感体验：10%	学习态度：10%	沟通能力：10%
自我总评：（分数）	评价内容：		
教师总评：（分数）	评价内容：		

护理学基础实验报告

实验名称	无菌溶液取用		
课程类型	操作练习□	操作考核□	真实操作□
实验时间	年 月 日第 节		教师:
实验要求	熟练掌握无菌溶液取用方法		
操作方法	要点说明		掌握程度（正确度）
1. 准备工作	衣帽整洁，洗手、戴口罩		
2. 检查溶液	（1）认真核对溶液名称、浓度、剂量和有效期 （2）检查瓶口有无松动，瓶体有无裂缝，倒转、对光摇动溶液，观察有无变色、混浊、沉淀及絮状物 （3）无以上情况方可使用		
3. 打开瓶盖	（1）用启瓶器打开密封瓶外盖，消毒瓶塞，用拇指与示指或双手拇指将橡胶塞边缘向上翻起 （2）一手示指和中指套住橡胶盖并将其松动、拉出瓶口，套在手指上 （3）注意手不可触及瓶塞内面		
4. 冲洗瓶口	另一手拿起瓶子，标签朝向掌心，倒少量溶液于弯盘中，冲洗瓶口		
5. 倾倒溶液	在冲洗口原处倒所需液量于无菌容器中		
6. 盖好瓶塞	如瓶中剩余溶液还需再用，应立即塞上橡胶塞，消毒边缘后翻下		
7. 记录签名	在瓶签上注明开瓶日期和时间，签名		
专业能力：	相关知识：10%	操作过程：30%	
方法能力 （合理、逻辑和创新）：	物品种类数量：10%	过程流畅完整：10%	物品清洁：10%
社会能力：	情感体验：10%	学习态度：10%	沟通能力：10%
自我总评：（分数）	评价内容：		
教师总评：（分数）	评价内容：		

护理学基础实验报告

实验名称	无菌包使用法		
课程类型	操作练习□	操作考核□	真实操作□
实验时间	年　月　日第　节		教师：
实验要求	熟练掌握无菌包使用法		
操作方法	操作要点		掌握程度（正确度）
1. 准备工作	衣帽整洁，洗手、戴口罩		
2. 放置物品	（1）将需灭菌的物品整齐放在包布的中央，玻璃物品先用棉垫包裹 （2）化学指示卡放置得当		
3. 包扎封好	（1）将包布一角（有带角的对角）盖住物品，然后折盖左右两角，角的尖端向外翻折，以免开包时污染包布内面 （2）最后一角折盖后，用带以"十"字形或"一"字形扎紧 （3）如包布无系带则直接用化学指示胶带粘贴封包		
4. 挂上标签	粘贴化学指示胶带，标签注明物品名称及灭菌日期，送灭菌处理		
开包法			
1. 准备工作	衣帽整洁，洗手、戴口罩		
2. 取包检查	（1）取出无菌包，检查无菌包的名称、灭菌日期、化学指示胶带是否变色，有无潮湿及破损 （2）同时检查无菌包是否已经被打开取用过物品，如已使用过应注意检查开包时间		
3. 打开包布	（1）将无菌包放于清洁、干燥、平坦处，解开系带，卷放在包布下，如无带则撕开粘贴的胶带 （2）用手指捏住包布角的外面，依次打开包的外角和左右两角，最后打开内角 （3）若是用双层包布包裹的无菌包，则内层需用无菌持物钳打开		
4. 取出物品	用无菌持物钳取出所需物品，放在准备好的无菌区内		
5. 原样包好	（1）如无菌包内物品未一次用完应按无菌原则依原折痕包好 （2）包布带用"一"字形横向绕捆固定，以表示此包已使用过		
6. 记录签名	（1）注明开包日期及时间，签名 （2）24 小时内使用，过期应重新灭菌		
专业能力：	相关知识：10%	操作过程：30%	
方法能力 （合理、逻辑和创新）：	物品种类数量：10%	过程流畅完整：10%	物品清洁：10%
社会能力：	情感体验：10%	学习态度：10%	沟通能力：10%
自我总评：（分数）	评价内容：		
教师总评：（分数）	评价内容：		

护理学基础实验报告

实验名称	铺无菌盘法		
课程类型	操作练习□	操作考核□	真实操作□
实验时间	年 月 日第 节		教师：
实验要求	熟练掌握铺无菌盘法		
操作方法	要点说明		掌握程度（正确度）
单层底铺盘法			
1. 准备工作	衣帽整洁，洗手、戴口罩		
2. 检查开包	（1）检查无菌包名称、灭菌日期、灭菌效果，有无潮湿及破损，当日灭菌批次、储存有效期限、包装者、灭菌者 （2）打开无菌包		
3. 取无菌巾	（1）用无菌持物钳取出一块治疗巾，放在清洁干燥的治疗盘中 （2）如包内治疗巾未用完，应按原折痕包好，注明开包日期及时间		
4. 铺无菌巾	（1）双手捏住无菌治疗巾外面，逐层打开，横形双层铺于治疗盘上 （2）将无菌治疗巾上层边缘两角向远端呈扇形折叠，使治疗巾边缘向外 （3）治疗巾内面构成无菌区域		
5. 放物盖巾	（1）放入无菌物品后，用双手捏住上层无菌巾的两角外面，将无菌巾平整盖在无菌物品上，上下层边缘对齐 （2）然后将开口处向上翻折两次，两侧边缘分别向下翻折一次，露出治疗盘边缘		
6. 记录签名	在卡片上记录无菌盘名称、铺盘时间并签名		
双层底铺盘法	与单层底铺盘法的不同在于		
1. 铺无菌巾	（1）双手捏住无菌巾一边两角的外面，轻轻抖开，从远到近三折成双层底 （2）上层呈扇形折叠，开口向外		
2. 放物盖巾	放入无菌物品后，覆盖上层，边缘对齐		
专业能力：	相关知识：10%	操作过程：30%	
方法能力 （合理、逻辑和创新）：	物品种类数量：10%	过程流畅完整：10%	物品清洁：10%
社会能力：	情感体验：10%	学习态度：10%	沟通能力：10%
自我总评：（分数）	评价内容：		
教师总评：（分数）	评价内容：		

护理学基础实验报告

实验名称		戴脱无菌手套法		
课程类型	操作练习□	操作考核□		真实操作□
实验时间	年 月 日第 节		教师：	
实验要求	熟练掌握戴脱无菌手套法			
操作方法	要点说明			掌握程度（正确度）
戴无菌手套法				
1. 准备工作	衣帽整洁，取下手表，洗手、戴口罩			
2. 核对检查	核对手套包注明的手套型号、灭菌日期，检查手套包有无潮湿及破损			
3. 涂滑石粉	取出滑石粉包，转体90°，涂擦双手			
4. 取戴手套				
提取单只手套	（1）一手提起手套袋开口处外层，另一手捏住手套反折部分取出，对准五指戴上 （2）再用未戴手套的手同法提起另一袋口外层，已戴手套的手指插入另一手套的反折内面提出手套 （3）同法将手套戴好			
同时提取两只手套	（1）两手同时提起手套袋开口处上层，捏住两只手套的反折部分，取出手套，掌心相对，先戴一只手 （2）再用已戴手套的手指插入另一手套的反折内面，同法将手套戴好			
5. 调整手套	将手套反折部套在工作衣袖外面，双手交叉，使手套与手贴合			
脱无菌手套法				
1. 外脱手套	用戴手套的一只手捏住另一手套腕部外面翻转脱下			
2. 内脱手套	已脱下手套的手指插入另一手套内，将其翻转脱下			
3. 浸泡消毒	将手套浸泡在消毒液中，洗手			
专业能力：	相关知识：10%	操作过程：30%		
方法能力 （合理、逻辑和创新）：	物品种类数量：10%	过程流畅完整：10%		物品清洁：10%
社会能力：	情感体验：10%	学习态度：10%		沟通能力：10%
自我总评：（分数）	评价内容：			
教师总评：（分数）	评价内容：			

护理学基础实验报告

实验名称	口罩、帽子的使用		
课程类型	操作练习□	操作考核□	真实操作□
实验时间	年 月 日第 节	教师：	
实验要求	熟练掌握口罩、帽子的使用		
操作方法	要点说明		掌握程度（正确度）
1. 准备工作	着装整洁，洗手，若为一次性物品，应检查有效期		
2. 戴上帽子	洗手后取出清洁帽子戴上，帽子前达眉睫，应遮住全部头发		
3. 戴上口罩	（1）洗手后取出清洁口罩，罩住口鼻，将上段两条带子分别超过耳系于头后 （2）下段两条带子系于颈后，系带松紧适宜，口罩的下半部应遮住下巴		
4. 摘下口罩	（1）洗手后，解开带子，取下口罩，将污染面向内折叠，放于胸前小口袋或小塑料袋内 （2）一次性口罩取下后弃于污物桶内		
专业能力：	相关知识：10%	操作过程：30%	
方法能力 （合理、逻辑和创新）：	物品种类数量：10%	过程流畅完整：10%	物品清洁：10%
社会能力：	情感体验：10%	学习态度：10%	沟通能力：10%
自我总评：（分数）	评价内容：		
教师总评：（分数）	评价内容：		

护理学基础实验报告

实验名称	手的消毒		
课程类型	操作练习□	操作考核□	真实操作□
实验时间	年　月　日第　节		教师：
实验要求	熟练掌握手的消毒方法		
操作方法	要点说明		掌握程度（正确度）
刷手法			
1. 准备工作	衣帽整洁，身体与水池保持一定距离，以免溅湿工作服或污染水池		
2. 一次刷手	（1）打开水龙头，润湿双手 （2）用手刷蘸肥皂液，按前臂、腕部、手背、手掌、手指、指缝、指甲顺序刷洗，每只手刷30s （3）用流水冲净，换一把手刷同法刷另一只手		
3. 再次刷手	按上述顺序再刷洗一次，共刷2min		
4. 流水冲洗	打开水龙头冲洗，使污水自前臂向指尖进行		
5. 关闭龙头	冲净后，用手刷关闭龙头（长柄开关）		
6. 擦干双手	用纸巾或小毛巾自上而下擦干双手或用干手机烘干		
卫生洗手法			
1. 准备工作	衣帽整洁，身体与水池保持一定距离，以免溅湿工作服或污染水池		
2. 取洗手液	打开水龙头，润湿双手，取适量洗手液或肥皂液于掌心		
3. 六步洗手	（1）双手依次掌心擦掌心 （2）手指交错，掌心与手背搓擦，交换进行 （3）手指交错，掌心与掌心搓擦 （4）两手互握，互搓指背关节 （5）拇指在掌中转动搓擦，交换进行 （6）指尖在掌心中摩擦，交换进行。每步至少揉搓持续15s，范围至腕上10cm		
4. 流水冲净	打开水龙头，让流水自腕部流向指尖进行冲洗，洗净后关闭水龙头		
5. 擦干双手	用纸巾或小毛巾自上而下擦干双手或用干手机烘干		
专业能力：	相关知识：10%	操作过程：30%	
方法能力 （合理、逻辑和创新）：	物品种类数量：10%	过程流畅完整：10%	物品清洁：10%
社会能力：	情感体验：10%	学习态度：10%	沟通能力：10%
自我总评：（分数）	评价内容：		
教师总评：（分数）	评价内容：		

护理学基础实验报告

实验名称	穿脱隔离衣		
课程类型	操作练习□	操作考核□	真实操作□
实验时间	年　月　日第　节		教师：
实验要求	熟练掌握穿脱隔离衣的方法		
操作方法	要点说明		掌握程度（正确度）
穿隔离衣法			
1. 准备工作	备齐操作用物，戴好帽子、口罩，取下手表，卷袖过肘		
2. 持领取衣	手持衣领取下隔离衣，将衣领两端向外折齐，使清洁面朝向自己，露出袖内口		
3. 穿两衣袖	（1）一手持衣领，另一手伸入袖内，将衣领向上拉，露出手 （2）换手持衣领，按上法穿好另一袖		
4. 扣上领扣	两手持衣领，由领子中央向后理顺领边，扣上领扣		
5. 扣好袖扣	扣好袖扣或系上袖带（此时手已被污染）		
6. 折襟系带	（1）解开腰带活结，将隔离衣一边（约腰下5cm处）渐向前拉，见到边缘后用手捏住衣外面边缘，同法捏住另一侧 （2）双手在背后将两边缘对齐，向一侧折叠整齐，双手将腰带在背后交叉，再回到前面打一活结		
脱隔离衣法			
1. 松开腰带	解开腰带，在前面打一活结		
2. 解袖消手	解开袖口，在肘部将部分衣袖塞入工作服袖下，用刷手法消毒双手并擦干		
3. 解开领扣	由领子中央向后理顺领边，解开领扣		
4. 脱下衣袖	（1）一手伸入另一侧袖口内，拉下衣袖遮住手，再用该手抓住另一衣袖的外面将袖拉下 （2）两手轮换从袖管中退至衣肩，握住衣领，依次退出双手		
5. 持领挂衣	双手握住衣领，将隔离衣两边对齐，挂在衣钩上（如不再穿，脱下后污染面向内，卷好投入污衣袋中）		
专业能力：	相关知识：10%	操作过程：30%	
方法能力 （合理、逻辑和创新）：	物品种类数量：10%	过程流畅完整：10%	物品清洁：10%
社会能力：	情感体验：10%	学习态度：10%	沟通能力：10%
自我总评：（分数）	评价内容：		
教师总评：（分数）	评价内容：		

（宋晶　关淑君）

第五章 舒 适

一、双核要求

第五章 舒适	第一节 概述	一、概念	理解
		二、不舒适的原因	掌握
		三、观察与护理	掌握
	第二节 卧位与舒适	一、舒适卧位的基本要求	理解
		二、卧位的分类	掌握
		三、常用卧位	掌握
		四、变换卧位的方法	掌握
		五、保护具的应用	理解
	第三节 病人的清洁与舒适	一、病人清洁概述	理解
		二、晨晚间护理	理解
		三、口腔护理	掌握
		四、头发护理	理解
		五、皮肤护理	掌握
		六、卧床病人更换床单法	掌握
	第四节 疼痛病人的护理	一、疼痛的类型	理解
		二、疼痛的原因及影响因素	理解
		三、疼痛病人的护理	掌握
		实践14：安置各种卧位	学会
		实践15：协助病人更换卧位	学会
		实践16：保护具的应用	学会
		实践17：口腔护理	熟练掌握
		实践18：床上洗发	学会
		实践19：床上擦浴	学会
		实践20：卧床病人更换床单法	熟练掌握

二、练习题集

（一）选择题

【A₁型题】每一试题下面有 A、B、C、D、E 五个备选答案，请从中选择一个最佳答案。

1. 人际关系的和谐是指
   A. 生理舒适　　　　　　　B. 心理的舒适　　　　　　　C. 环境舒适
   D. 社会舒适　　　　　　　E. 主观舒适

2. 不舒适的表现中，最为严重的形式和临床中最普遍、最重要的征象是
   A. 紧张焦虑　　B. 精神不振　　C. 疲乏　　D. 失眠　　E. 疼痛

3. 不舒适中最常见的原因是
   A. 生理病理方面　　　　　　B. 心理方面　　　　　　　C. 环境方面

D. 社会方面　　　　　　　　E. 活动方面

4. 能使人消除疲劳，重新感到精力充沛，身心舒适，最好的休息方式是
　　A. 散步　　　B. 睡眠　　　C. 听音乐　　　D. 读报　　　E. 打太极拳

5. 为了促进身体舒适，设法消除或减轻病理因素带来的不适，护理措施中最基本的一项措施是
　　A. 舒适卧位　　　　　　　　B. 身体清洁
　　C. 控制（减轻）疼痛　　　　D. 充足休息　　　　　　　　E. 适当活动

6. 全麻未清醒病人取去枕仰卧位，头偏向一侧是为了
　　A. 尽快清醒　　　　　　　B. 保持呼吸道通畅　　　　　C. 有利于呼吸
　　D. 使病人体位舒适　　　　E. 防止呕吐物吸入气管

7. 昏迷病人应采取的体位是
　　A. 端坐位　　　　　　　　B. 去枕仰卧，头偏向一侧
　　C. 侧卧位　　　　　　　　D. 截石位　　　　　　　　　E. 膝胸卧位

8. 发现孕妇胎膜早破，羊水流出时应安置
　　A. 头高足低位　　　　　　B. 膝胸位　　　　　　　　　C. 头低足高位
　　D. 中凹卧位　　　　　　　E. 端坐位

9. 为病人翻身时，护士操作下列哪项不妥
　　A. 翻身时不可拖拉病人　　　B. 颅脑术后病人翻身后取患侧卧位
　　C. 翻身时防止坠床的发生　　D. 翻身时防止各种导管脱出
　　E. 翻身时应注意节力原则

10. 下列属于晨间护理内容的一项是
　　A. 保持病室安静　　　　　B. 了解病人睡眠情况　　　C. 整理床单位
　　D. 促进病人睡眠　　　　　E. 指导病人养成良好睡眠习惯

11. 患病时细菌在口腔中迅速繁殖的主要原因是
　　A. 饮水、进食量少　　　　B. 口腔内温度改变　　　　C. 口腔内湿度改变
　　D. 口腔不洁　　　　　　　E. 机体抵抗力降低

12. 长期应用抗生素的病人，口腔护理时应特别注意
　　A. 牙龈有无肿胀和出血　　B. 有无口唇干裂　　　　　C. 有无真菌感染
　　D. 有无口臭　　　　　　　E. 有无牙结石

13. 口腔有真菌感染时，应选择的漱口液是
　　A. 1% ~3% 过氧化氢溶液　　B. 生理盐水　　　　　　　C. 朵贝尔溶液
　　D. 1% ~4% 碳酸氢钠溶液　　E. 0.02% 呋喃西林溶液

14. 为昏迷病人做口腔护理正确的操作方法是
　　A. 病人取仰卧位　　　　　B. 用血管钳夹紧棉球擦洗
　　C. 擦洗后漱口　　　　　　D. 不必取下活动义齿　　　E. 多蘸漱口水擦洗

15. 口腔护理时选用生理盐水，主要作用是
　　A. 清洁口腔，预防感染　　B. 用于真菌感染
　　C. 轻微抑菌，除臭　　　　D. 用于铜绿假单胞菌感染
　　E. 遇有机物时，放出新生氧，抗菌除臭

16. 根据病人病情，一般每日可进行口腔护理

    A. 1 次　　　　B. 2 ~ 3 次　　　　C. 4 次　　　　D. 5 次　　　　E. 6 次

17. 为昏迷病人进行口腔护理，错误的操作是

    A. 认真检查口腔黏膜　　　B. 用吸水管协助漱口　　　C. 擦洗动作要轻稳

    D. 用止血钳夹紧棉球　　　E. 有活动义齿应取下

18. 为凝血功能差的病人进行口腔护理时应特别注意

    A. 先取下义齿　　　　B. 动作轻稳　　　　C. 不可漱口

    D. 擦拭时勿触及咽后壁　　　E. 夹紧棉球

19. 为病人梳顺打结的头发宜选用

    A. 75% 乙醇　　B. 70% 乙醇　　C. 50% 乙醇　　D. 30% 乙醇　　E. 10% 乙醇

20. 为女病人梳头不正确的方法是

    A. 将头发从中间梳向两边　　　B. 打结时将头发绕在示指上慢慢梳理

    C. 避免强行梳拉　　　　D. 注意观察病人反应

    E. 由发根逐渐梳到发梢

21. 床上洗发的适宜水温是

    A. 20℃ ~ 25℃　　　　B. 30℃ ~ 35℃　　　　C. 40℃ ~ 45℃

    D. 50℃ ~ 55℃　　　　E. 60℃ ~ 65℃

22. 为病人进行床上洗发时，适宜的室温是

    A. 16℃左右　　　　B. 18℃左右　　　　C. 20℃左右

    D. 22℃左右　　　　E. 24℃左右

23. 常用的灭虱药液是

    A. 乙醇　　　B. 食醋　　　C. 过氧乙酸　　　D. 乙酸　　　E. 百部酊

24. 关于床上洗发的注意事项不正确的是

    A. 防止水流入眼和耳内　　　B. 洗发时间不宜过长

    C. 洗发时水温应超过 60℃　　D. 随时注意观察病情变化

    E. 调节室温防止受凉

25. 病人淋浴时适宜的室温是

    A. 18℃ ±2℃　　　　B. 20℃ ±2℃　　　　C. 22℃ ±2℃

    D. 24℃ ±2℃　　　　E. 26℃ ±2℃

26. 床上擦浴的水温是

    A. 35 ~ 40℃　　　　B. 45 ~ 50℃　　　　C. 50 ~ 52℃

    D. 52 ~ 54℃　　　　E. 55 ~ 60℃

27. 为有外伤的病人更衣的顺序为

    A. 先脱健侧，后脱患侧　　　B. 先脱患侧，后脱健侧

    C. 先穿健侧，后穿患侧　　　D. 先脱患侧，先穿健侧

    E. 后脱健侧，后穿患侧

28. 下列病人可以进行沐浴或盆浴的是

    A. 妊娠 30 周的孕妇　　　B. 心衰病人　　　C. 传染病病人

    D. 创伤病人　　　　E. 甲亢病人

29. 床上擦浴的目的不包括
    A. 观察病情　　　　　　B. 增强皮肤排泄功能
    C. 预防过敏性皮炎　　　D. 促进皮肤血液循环　　　E. 清洁舒适

30. 住院病人自行沐浴时下列哪项不妥
    A. 饭后 1h 内不能沐浴　　B. 将室温调节至 24℃ ±2℃
    C. 入浴时间不宜过久　　　D. 浴室应闩门
    E. 教会病人注意事项

31. 床上擦浴的护理操作中错误的一项是
    A. 维护病人的自尊　　　B. 防止病人着凉
    C. 注意观察病情变化　　D. 防止病人过度疲劳
    E. 不必检查皮肤情况

32. 导致压疮发生的主要原因是
    A. 组织受压时间过长　　B. 皮肤受潮湿摩擦刺激
    C. 皮肤破损　　　　　　D. 皮肤水肿　　　　E. 皮肤营养不良

33. 为了预防压疮，受压处每次局部按摩的时间为
    A. 1 ~ 2min　　　　　　B. 3 ~ 5min　　　　　　C. 6 ~ 8min
    D. 9 ~ 10min　　　　　 E. 10min 以上

34. 避免局部长期受压，一般病人应
    A. 每 1h 翻身一次　　　B. 每 2h 翻身一次
    C. 每 3h 翻身一次　　　D. 每 4h 翻身一次　　　E. 每 5h 翻身一次

35. 仰卧位时，病人最易发生压疮的部位是
    A. 骶尾部　　 B. 肩胛部　　 C. 肘部　　 D. 足跟　　 E. 枕骨粗隆

36. 发生压疮的病人如病情许可，应给予的膳食是
    A. 高脂肪、高维生素　　B. 高碳水化合物、高维生素
    C. 高蛋白质、高维生素　D. 高蛋白质、高脂肪
    E. 高碳水化合物、高脂肪

37. 压疮的易发部位不包括
    A. 俯卧位—髂前上棘　　B. 侧卧位—踝部　　　C. 仰卧位—髋部
    D. 半坐卧位—骶尾部　　E. 头高足低位—足跟

38. 关于压疮炎性浸润期的描述，不正确的是
    A. 皮肤呈紫红色　　　　B. 皮下有硬结　　　　C. 有大、水小水泡
    D. 创面上有脓性分泌物　E. 水泡表皮剥脱，露出湿润创面

39. 正确地给便盆的方法是
    A. 护士一手托病人臀部，一手将便盆置于臀下
    B. 护士一手托病人腰骶部，嘱病人抬高臀部，一手将便盆置于臀下
    C. 护士两人给便盆时，一人托病人腰骶部，一人托大腿再将便盆置于臀下
    D. 便盆阔边的一边向病人的足部
    E. 不习惯平卧位姿势排便，病情允许时可抬高床尾

40. 整理卧有病人的床单位时，应采用

A. 手拍除渣屑   B. 用床刷扫床   C. 拆去床单、抖渣

D. 用换下的枕套扫床   E. 用套有消毒液的微湿布套床刷扫床

41. 下列引起疼痛的原因中属于心理因素的是

     A. 压迫   B. 强酸，强碱   C. 水肿的压迫

     D. 组织缺血   E. 焦虑

42. 下列不属于疼痛的影响因素的一项是

     A. 年龄   B. 经历   C. 学历   D. 情绪   E. 文化

【A_2 型题】每一道试题是以一个小病例出现的，其下面都有 A、B、C、D、E 五个 备选答案，请从中选择一个最佳答案。

1. 李某，女，肺癌晚期，住院数周，咳嗽，咳痰，浑身无力，造成李女士不舒适的主要原因属于

     A. 生理方面   B. 病理方面   C. 心理方面

     D. 环境方面   E. 社会方面

2. 张某，女，妊娠 7 个月，产前检查发现胎儿臀位，护士应指导孕妇取何种体位纠正胎位

     A. 截石位   B. 端坐位   C. 膝胸位

     D. 头低足高位   E. 俯卧位

3. 王某，男，45 岁，下肢静脉曲张手术行椎管内麻醉，该病人回病房应首先采取何种体位

     A. 去枕仰卧位   B. 俯卧位   C. 头高足低位

     D. 头低足高位   E. 侧卧位

4. 李某，男，70 岁，因患上呼吸道感染，高热入院，在治疗过程中，大量使用抗生素，近日发现口腔黏膜有乳白色分泌物，做口腔护理时应选用下列哪种漱口液

     A. 1% ~3% 过氧化氢溶液   B. 0.1% 醋酸溶液   C. 复方硼酸溶液

     D. 0.02% 呋喃西林溶液   E. 4% 碳酸氢钠溶液

5. 刘某，70 岁，因胫骨骨折卧床休息。护士为其进行床上擦浴，擦浴过程中病人突然出现寒战、心慌、面色苍白、出冷汗等症状，护士应立即

     A. 鼓励病人做张口呼吸   B. 边擦洗边通知医生

     C. 加快速度边保暖边完成擦浴   D. 停止操作，让病人平卧

     E. 请家属协助擦浴

6. 李某，63 岁，入院时骶尾部有压疮，面积 1.4cm×1.4cm，有脓性分泌物，创面周围有黑色坏死组织。护理措施是

     A. 暴露创面，红外线每日照射一次   B. 用生理盐水清洗并敷新鲜鸡蛋膜

     C. 涂厚层滑石粉包扎   D. 用 50% 乙醇按摩创面及周围皮肤

     E. 剪去坏死组织，用 3% 过氧化氢溶液冲洗

7. 张某，女，74 岁，心衰卧床休息 3 周，采用局部按摩的方法促进血液循环，预防压疮的发生，下列护理措施错误的一项是

     A. 蘸少许 50% 酒精或润滑剂   B. 手掌大小鱼际部分紧贴皮肤

     C. 作压力均匀的离心方向按摩   D. 动作由轻到重，再由重到轻

E. 发生反应性充血时不按摩

8. 周某，男，40岁，胃大部切除术后，主诉疼痛，护士给予病人同情和安慰，告知病人不良情绪对疼痛的影响，使病人情绪稳定，这属于心理护理中的

    A. 转移注意力   B. 减轻心理压力   C. 提供舒适的环境

    D. 心理暗示   E. 鼓励

【A₃ 型题】以下提供了若干个病例，每个病例下设 2 ~ 3 个试题，请根据病例所提供的信息，在每道试题下面的 A、B、C、D、E 五个备选答案中选择一个最佳答案。

（1 ~ 3 题共用题干）

赵先生，男，66岁，脑出血入院，昏迷三天，护士每日进行 2 次口腔护理。

1. 为该病人做口腔护理时不需要准备的用物是

    A. 弯血管钳   B. 棉球   C. 开口器   D. 吸管   E. 压舌板

2. 为该病人做口腔护理时禁忌

    A. 擦拭舌面   B. 协助漱口   C. 先取下义齿

    D. 用张口器   E. 用止血钳夹紧棉球

3. 如果该病人有活动性义齿，正确的护理措施为

    A. 义齿不必取下   B. 将义齿浸泡在热开水中备用

    C. 将义齿浸泡在乙醇中备用   D. 先漱口，再将义齿取下

    E. 将义齿浸泡在冷开水中备用

（4 ~ 6 题共用题干）

李某，男，70岁，脑梗塞左侧肢体瘫痪，卧床 6 周，骶尾部皮肤出现红、肿、热，病人主诉麻木，解除压力 30min 后，皮肤颜色不能恢复正常。

4. 该病人是压疮的哪一期

    A. 瘀血红润期   B. 炎性浸润期   C. 溃疡期

    D. 坏死期   E. 破溃期

5. 造成病人出现压疮的原因是

    A. 全身营养不良   B. 局部组织长期受压

    C. 摩擦刺激   D. 潮湿刺激   E. 精神因素

6. 为该病人护理时，正确的护理措施为

    A. 表面涂消毒液   B. 无菌敷料包扎   C. 红外线灯照射

    D. 每 2h 协助病人翻身 1 次   E. 保护皮肤，避免感染

（7 ~ 9 题共用题干）

张某，男，50岁，肝癌晚期，肝区疼痛，胀痛 3 个月，伴乏力，消瘦，食欲减退，恶心，呕吐等症状。

7. 导致病人疼痛的原因是

    A. 物理因素   B. 化学因素   C. 病理因素

    D. 生理因素   E. 心理因素

8. 帮助病人减轻或消除疼痛最有效的措施是

    A. 减轻心理压力   B. 转移注意力   C. 应用光疗、磁疗

    D. 针灸   E. 应用镇痛药物

9. 按疼痛的病程分，该病人疼痛属于

    A. 急性痛　　　　B. 慢性痛　　　　C. 剧痛　　　　D. 内脏痛　　　　E. 锐痛

【B 型题】以下提供若干组试题，每组试题共同使用在试题前列出的 A、B、C、D、E 五个备选答案。请从中选择一个与问题关系密切的答案，每个备选答案可能被选择一次、多次或不被选择。

（1~4 题共用备选答案）

    A. 侧卧位　　　　　　　　　B. 俯卧位　　　　　　　　　C. 屈膝仰卧位

    D. 头低足高位　　　　　　　E. 头高足低位

1. 灌肠、肛门检查应取

2. 腹部检查应取

3. 腰、背部检查或手术的病人应取

4. 颅内压增高和脑疝的病人应取

（5~8 题共用备选答案）

    A. 生理盐水　　　　　　　B. 0.1% 醋酸溶液　　　　　C. 1%~3% 过氧化氢溶液

    D. 0.02% 呋喃西林溶液　　E. 1%~4% 碳酸氢钠溶液

5. 用于铜绿假单胞菌感染的漱口液是

6. 用于真菌感染的漱口液是

7. 遇有机物时，放出新生氧，抗菌除臭的漱口液是

8. 清洁口腔，预防感染的漱口液是

【X 型题】以下每一道试题下面有 A、B、C、D、E 五个备选答案。请从中选择备选答案中所有正确答案。

1. 下列病人需要使用保护具的有

    A. 意识障碍　　B. 危重　　C. 精神异常　　D. 年老体弱及儿科病人　　E. 腹泻

2. 口腔护理的适应证包括

    A. 高热　　B. 昏迷　　C. 禁食　　D. 鼻饲　　E. 术后及口腔疾患

3. 下列不宜使用盆浴、淋浴的病人是

    A. 术后体质衰弱的病人　　　B. 心梗急性期的病人

    C. 妊娠 4 个月的孕妇　　　　D. 腹部外伤的病人

    E. 传染病病人

4. 仰卧位易发生压疮的部位有

    A. 枕骨粗隆　　B. 肩胛部　　C. 肘部　　D. 骶尾部　　E. 足跟

（二）名词解释

1. 舒适

2. 心理舒适

3. 主动卧位

4. 被动卧位

5. 被迫卧位

6. 压疮

7. 疼痛

（三）是非题

1. 长期应用抗生素和激素的病人，常会引起口腔霉菌感染。（　）

2. 为病人洗发时，要随时观察病情变化，如面色、脉搏、呼吸等，如有异常时可以继续操作。（　）

3. 用小毛巾擦洗眼部时，要由外眦擦向内眦。（　）

4. 翻身间隔的时间视病情及受压处皮肤情况而定，一般每 2h 翻身一次，必要时 1h 翻身一次，最长不超过 4h。（　）

5. 当注意力集中于疼痛刺激时，疼痛的感觉会增强；反之，如果分散或转移对疼痛刺激的注意力，则疼痛可以缓解。（　）

（四）填空题

1. 人的舒适包括四个方面_____、_____、_____、_____。

2. 对自伤、可能伤及他人的病人限制其_____，确保_____保证治疗、护理顺利进行。

3. 晨晚间护理是指护士帮助不能自理的病人如危重、_____、_____、及年老体弱者，在晨晚间完成清洁护理，对部分自理的病人，护士给予必要的_____。

4. 口腔护理擦洗的顺序为一侧牙齿的_____，上牙的_____及_____，下牙的内面及咬合面，同侧颊部；同样的方法擦洗另一侧牙齿及颊部，最后擦洗_____。

5. 洗发时，防止水流入_____及_____，避免沾湿衣服和床铺。注意_____和_____，防止病人着凉。

6. 为病人脱去上衣，先脱_____，后脱_____，如有外伤，先脱_____，后脱_____。

7. 预防压疮的关键在于消除其发生的原因，因此护士应做到"六勤一好"即勤观察、_____、_____、_____、_____、_____，营养好。

8. 长期卧床的病人因疾病的限制，只能在床上活动，如卧床大小便等易使床单皱褶、潮湿、污染，影响病人的_____，甚至降低_____，发生_____。

（五）简答题

1. 造成病人不舒适的原因有哪些方面？试举例说明。

2. 如何促进病人身体舒适？

3. 促进病人心理舒适时，如何进行有效沟通？

4. 半坐卧位的适用范围有哪些？

5. 心肺疾患和急性左心衰竭导致呼吸困难的病人为什么采取半坐卧位？

6. 腹腔、盆腔手术后或有炎症的病人为什么采取半坐卧位？

7. 常用卧位的种类有哪些？

8. 简述膝胸卧位的适用范围。

9. 帮助病人变换卧位时应注意些什么？

10. 举例说明保护具的种类。

11. 保护具适用于哪些病人?

12. 使用保护具的注意事项有哪些?

13. 对病人晨间护理的内容有哪些?

14. 简述口腔护理的目的?

15. 简述常用漱口液及其作用。列表说明。

16. 简述口腔护理的注意事项。

17. 简述床上擦浴的适应证及操作目的。

18. 导致压疮发生的原因有哪些?

19. 简述压疮的分期及临床表现。

20. 简述如何预防压疮的发生。

21. 如何避免局部组织长期受压？

22. 如何促进受压局部血液循环？

23. 压疮溃疡期如何护理？

24. 为卧床病人更换床单时应注意些什么？

25. 简述疼痛的原因？试举例。

26. 简述疼痛的影响因素。

27. 简述疼痛病人的护理措施。

28. 如何从心理上护理疼痛病人？

（六）案例分析题

1. 李某，男，40 岁，腹部撞伤后出现面色苍白，烦躁不安，皮肤湿冷，脉搏细速，无尿，血压 70/50mmHg，出现休克症状。

（1）护士为该病人应采取何种体位？

（2）为什么采取这种体位？

2. 张某，女，78 岁，股骨骨折，术后卧床 4 周，骶尾部红肿，部分呈紫红色，压之不退色，有触痛；表皮可有大小不等的水泡形成。

（1）该病人处于压疮的哪一期？

（2）护士应采取哪些护理措施？

三、实验报告

护理学基础实验报告

实验名称	不能自理病人口腔护理		
课程类型	操作练习□	操作考核□	真实操作□
实验时间	年　月　日第　节		教师：
实验要求	熟练掌握不能自理病人口腔护理方法		
操作方法	要点说明		掌握程度（正确度）
1. 操作准备	（1）护士准备：洗手，戴口罩，翻阅病历，了解病情查对医嘱；来到病人床旁，作自我介绍，核对病人，解释目的，评估病人病情如意识状态、自理能力、口腔牙齿及卫生状况等 （2）病人准备：理解，合作 （3）环境准备：整洁，安静，安全 （4）用物准备：治疗盘内盛治疗碗（内盛含有漱口溶液的棉球大于16～18只、弯血管钳、镊子）、压舌板、棉签、弯盘、杯子（内盛清水）、吸水管、手电筒、治疗巾，润唇剂，必要时备张口器及外用药如液状石蜡、锡类散、西瓜霜、口腔薄膜、金霉素甘油、制霉菌素甘油等。		
2. 核对病人	核对床头卡，确认病人，解释配合方法，取得合作		
3. 护理操作	（1）安置体位：协助嘱病人侧卧或头偏向护士侧，铺治疗巾于枕上、颌下、胸前，弯盘置于口角旁 （2）观察：口腔湿润口唇、口角，观察口腔有无出血、溃疡、感染等，有活动义齿者，取下义齿，冷开水冲洗干净，待口腔护理后戴上 （3）漱口：协助清醒病人温开水漱口 （4）擦洗口腔：嘱病人咬合上下齿，压舌板轻撑开对侧颊部，以弯血管钳夹漱口液棉球，由内向外纵向擦洗牙齿，擦洗的顺序为一侧牙齿的外面，上牙的内面及咬合面，下牙的内面及咬合面，同侧颊部；同样的方法擦洗另一侧牙齿及颊部，最后擦洗硬腭及舌面 （5）漱口涂药：意识清醒者，再次漱口；昏迷病人严禁漱口，撤离弯盘，用治疗巾拭去病人口角水渍，有口腔溃疡者涂药；口唇干裂可涂润唇剂		
4. 整理用物	助病人取舒适卧位，观察、询问感受，感谢病人合作，整理床单位，正确处理用物，致谢，洗手，记录		
专业能力：	相关知识：10%	操作过程：30%	
方法能力 （合理、逻辑和创新）：	物品种类数量：10%	过程流畅完整：10%	物品清洁：10%
社会能力：	情感体验：10%	学习态度：10%	沟通能力：10%
自我总评：（分数）	评价内容：		
教师总评：（分数）	评价内容：		

护理学基础实验报告

实验名称	卧床病人更换床单法		
课程类型	操作练习□	操作考核□	真实操作□
实验时间	年 月 日第 节		教师：
实验要求	熟练掌握卧床病人更换床单法		
操作方法	要点说明		掌握程度（正确度）
1. 操作准备	（1）护士准备：洗手，戴口罩；翻阅病历，了解病情，查对医嘱；来到病人床旁，作自我介绍，核对病人，解释目的，评估病人 （2）病人准备：理解，合作 （3）环境准备：整洁，安静，周围无进餐及做治疗的病人，依据病人的需要调节室温，关窗，屏风遮挡 （4）用物准备：扫床车上有清洁的大单、中单、被套、枕套、需要时备衣裤，床刷、扫床巾（略潮）		
2. 核对病人	核对床头卡，确认病人，解释配合方法，取得合作，询问病人是否需要便器，给予必要的协助		
3. 安置用物	将清洁被服及衣服按更换顺序放于扫床车上，推至床尾，移开床旁桌、椅		
4. 病情允许翻身侧卧病人	（1）安置病人：松开床尾盖被，协助病人移向对侧，背向护士 （2）松开床单各层：松开近侧各层被单，将中单卷至病人身下，扫净橡胶单，搭于病人身上，将大单卷至病人身下，扫净床褥 （3）铺近侧各层床单：按铺床法铺好近侧清洁的各层床单，对侧塞于病人身下 （4）护士转至对侧铺好床单各层：协助病人卧于另一侧，背向护士；将污大单、中单卷至床尾，放于污衣袋中，扫净床褥，按铺床法依次铺好各层床单，协助病人躺回床中间，取仰卧位		
5. 病情不允许翻身侧卧病人	（1）松开床单各层：将病人的枕头取出，放于床尾椅上，松开床尾盖被，松开大单、中单、橡胶单 （2）铺床头：抬起病人的上半身（骨科病人可利用牵引架上的拉手抬起身躯），从床头将污大单等横卷成筒式卷至病人臀下，同时将已横卷成筒式的清洁大单铺在床头，拉至病人臀下，铺好床头 （3）铺床尾：然后抬起病人的下半身，迅速撤去污大单等，展平拉紧清洁大单，铺好床尾 （4）铺橡胶单、中单：铺好一侧的橡胶单、中单，余下的一半塞于病人身下，将对侧的橡胶单、中单拉出，展平铺好		
6. 更换被套	将清洁的被套铺于病人的盖被上，打开被尾1/3；解开污被套被尾系带，将棉胎在污被套内竖叠三折后按"S"形折叠拉出，然后套入清洁的被套内，将污被套从床头向床尾卷出，放于污衣袋中，铺好盖被		
7. 更换枕套：	取出枕头，换上枕套，排松枕头，放于病人头下		
8. 整理用物	助病人取舒适卧位，观察、询问感受，感谢病人合作，将桌、椅归还原处，整理床单位，正确处理用物，致谢，洗手，记录		
专业能力：	相关知识：10%	操作过程：30%	
方法能力 （合理、逻辑和创新）：	物品种类数量：10%	过程流畅完整：10%	物品清洁：10%
社会能力：	情感体验：10%	学习态度：10%	沟通能力：10%
自我总评：（分数）	评价内容：		
教师总评：（分数）	评价内容：		

（尹卉　吴秋颖）

第六章 饮食护理

一、双核要求

第六章 饮食与营养	第一节 医院饮食	一、基本饮食	理解
		二、治疗饮食	理解
		三、试验饮食	理解
	第二节 一般饮食护理	一、影响饮食与营养的因素	理解
		二、胃功能观察	理解
		三、病人一般饮食的护理	掌握
	第三节 特殊饮食护理	一、鼻饲法	掌握
		二、要素饮食	理解
		三、胃肠外营养	了解
		实践21：鼻饲法	熟练掌握

二、练习题集

（一）选择题

【A₁型题】每一试题下面有 A、B、C、D、E 五个备选答案，请从中选择一个最佳答案。

1. 下列哪项不是要素饮食的特点
   A. 由各种营养素合成　　　　　B. 符合正常生理营养需要
   C. 易消化可吸收的少渣饮食　　D. 纠正负氮平衡　　　　E. 增强机体抵抗力

2. 鼻饲时，每次灌入液体量约为
   A. 150～200ml　　　　　　　B. 250～300ml
   C. 350～400ml　　　　　　　D. 450～500ml
   E. 500～550ml

3. 胆囊造影试验检查当天早晨应
   A. 进食2个煎鸡蛋　　　　　B. 进少油素食　　　　　C. 普食
   D. 禁食　　　　　　　　　　E. 高脂肪饮食

4. 妇女的基础代谢率比男子低
   A. 13%～15%　　　　　　　B. 18%～20%　　　　　C. 2%～12%
   D. 21%～22%　　　　　　　E. 25%～26%

5. 做甲状腺吸碘试验前两周，需要禁食的食物是
   A. 带鱼　　　B. 干贝　　　C. 动物内脏　　　D. 黄鱼　　　E. 绿色蔬菜

6. 使用鼻饲管为病人喂药片，正确的做法是
   A. 将药片混入流质饮食一起灌注　　B. 将药片与水一起灌注
   C. 将药片研碎，溶解后再灌注　　　D. 灌注药片后，灌注100ml水，以冲入胃内

E. 先灌注水，再灌注药片，再灌注水

7. 急性胰腺炎恢复期应
   A. 限制钠盐　　　　　　B. 限制蛋白质摄入　　　　C. 低糖低脂饮食
   D. 多吃肉汤、鸡汤　　　E. 禁食

8. 适用低蛋白饮食的病人是
   A. 肾病综合征病人　　　B. 急性肾炎病人　　　　　C. 高脂血症病人
   D. 甲状腺功能亢进病人　E. 肝硬化腹水病人

9. 插胃管时，病人出现呛咳、发绀时，护士应
   A. 嘱病人深呼吸　　　　　　B. 立即拔出胃管重插
   C. 嘱病人作吞咽动作　　　　D. 让病人休息一会再插　　E. 让病人坚持一下

10. 成人通过鼻管喂食时，其胃管插入的深度为
    A. 15cm～25cm　　　　　B. 25cm～35cm　　　　　C. 35cm～45cm
    D. 45cm～55cm　　　　　E. 55cm～65cm

11. 肝性脑病病人禁用的饮食是
    A. 低蛋白饮食　　　　　B. 低脂肪饮食　　　　　　C. 高蛋白饮食
    D. 高维生素饮食　　　　E. 高热量饮食

12. 禁忌使用鼻饲法的病人是
    A. 口腔手术后　　　　　B. 破伤风病人　　　　　　C. 昏迷病人
    D. 人工冬眠者　　　　　E. 食管静脉曲张出血者

13. 下列食物属于流质饮食的是
    A. 面条　　B. 蒸鸡蛋　　C. 豆腐　　D. 果汁　　E. 肉末

14. 下列各类病人不需要鼻饲法进食的是
    A. 昏迷病人　　　　　　B. 口腔手术病人　　　　　C. 早产儿
    D. 破伤风病人　　　　　E. 休克病人

15. 流质饮食不宜长期采用的原因是
    A. 影响病人食欲　　　　　　B. 影响病人消化吸收
    C. 所含热量和营养素不足　　D. 所含蛋白质、脂肪量过多不易消化
    E. 所含热量过高

16. 重度高血压，但水肿较轻的病员，每日食盐摄入量不超过
    A. 0.5g　　　　　B. 1g　　　　　C. 2g　　　　　D. 5g　　　　　E. 10g

17. 为昏迷病员插鼻饲管时，不正确的一项是
    A. 说明治疗目的，以取得合作　B. 铺治疗巾于颌下，清洁鼻腔
    C. 插管时将病人的头部后仰　　D. 插到会厌时，托起病员头部
    E. 用胶布固定于鼻翼两侧

18. 下列属于治疗饮食的是
    A. 软食　　B. 普通饮食　　C. 忌碘饮食　　D. 无盐饮食　　E. 流质饮食

19. 鼻饲操作下列哪项不妥
    A. 每次鼻饲量不超过200 ml
    B. 应检查胃管是否通畅

C. 检查胃管是否在胃内可以注入少量温开水

D. 如灌入药物，先将药片研碎溶解

E. 拔管时将管末端夹紧，拔到咽喉处宜快速

20. 低蛋白饮食适用于下列何种情况

    A. 肺结核   B. 烧伤   C. 肾病综合征

    D. 肝昏迷   E. 哺乳期妇女

21. 诊断病人胃肠道有无出血时应给予

    A. 溃疡病饮食   B. 潜血试验饮食   C. 低脂肪饮食

    D. 低盐饮食   E. 低蛋白饮食

22. 给危重病员喂食下列哪项不妥

    A. 食物的温度应适宜   B. 喂食动作应敏捷迅速

    C. 卧床病人应使头转向一侧   D. 进流质者可给予吸管或小壶吸吮

    E. 昏迷者可采取鼻饲法

23. 给鼻饲病人更换胃管，要求

    A. 每天更换，晚上拔管，次晨插管   B. 每周更换，晚上拔管，次晨插管

    C. 每周更换，上午拔管，晚上插管   D. 每天更换，上午拔管，下午插管

    E. 每天更换，上午拔管，次晨插管

24. 测量胃管插入长度的方法为

    A. 耳垂到鼻尖的长度   B. 鼻尖到胸骨的长度   C. 鼻尖到剑突的长度

    D. 前额发迹到剑突的长度   E. 口唇到剑突的长度

25. 病人张某，腹泻已一周，至今不愈，应采取何种饮食

    A. 低蛋白饮食   B. 低盐饮食   C. 少渣饮食

    D. 低胆固醇饮食   E. 要素饮食

【A₂型题】每一道试题是以一个小病例出现的，其下面都有 A、B、C、D、E 五个 备选答案，请从中选择一个最佳答案。

1. 病人张某，男，52 岁，有胃溃疡病史，近日来上腹部疼痛加剧，医嘱做大便潜血试验，护士应给予病人哪一组菜谱

    A. 卷心菜、五香牛肉   B. 油豆腐、鸡血汤   C. 菠菜、红烧青鱼

    D. 青菜、炒鸡肝   E. 白菜、鸡蛋

2. 病人王某，男，60 岁，因心衰引起下肢水肿，因病程较长，体质虚弱，消瘦，护士进行保健指导，嘱咐病人的饮食应

    A. 高热量、高蛋白、高维生素   B. 高热量、高蛋白、低盐

    C. 低脂肪、高蛋白、高维生素   D. 高蛋白、高维生素

    E. 高脂肪、低蛋白、高维生素

【A₃型题】以下提供了若干个病例，每个病例下设 2~3 个试题，请根据病例所提供的信息，在每道试题下面的 A、B、C、D、E 五个备选答案中选择一个最佳答案。

(1~4 题共用题干)

病人张某，男，70 岁，因高血压致脑出血已昏迷一周，护士根据医嘱给予鼻饲，以补充营养和水分。

1. 护士进行鼻饲操作，当胃管插至 15cm 时，应该
   A. 使病人头后仰
   B. 嘱病人做吞咽动作
   C. 将病人头部托起，使下颌靠近胸骨柄
   D. 置病人平卧、头侧向护士一侧
   E. 加快插管动作，使管顺利插入

2. 上述做法的目的是
   A. 使鼻道通畅
   B. 避免咽后壁刺激
   C. 加大咽喉部通道的弧度
   D. 使喉肌放松便于胃管通过
   E. 使食管第一狭窄消失

3. 鼻饲管留置期间的护理下列哪项是错误的
   A. 每日做口腔护理
   B. 每次喂食间隔时间不少于 2h
   C. 灌流质前后注入少量温开水
   D. 每日晚上拔出胃管，次晨换管插入
   E. 鼻饲用物每日消毒一次

4. 护士为该病人插入胃管后，应仔细检查胃管是否在胃内，以免误插入气管，以下哪项是错误的
   A. 注入少量空气，同时听胃部有无气过水声
   B. 抽吸出胃液
   C. 抽吸出液体用石蕊试纸呈红色
   D. 注入少量温开水，同时胃部有气过水声
   E. 胃管末端放入水杯内无气体溢出

【B 型题】以下提供若干组试题，每组试题共同使用在试题前列出的 A、B、C、D、E 五个备选答案。请从中选择一个与问题关系密切的答案，每个备选答案可能被选择一次、多次或不被选择。

（1~3 题共用备选答案）
   A. 严重呼吸、循环衰竭病人
   B. 三个月以内的的婴儿
   C. 急性肾功能衰竭
   D. 拒绝进食的病人
   E. 胃底静脉曲张的病人

1. 要素饮食的禁忌证是
2. 胃肠外营养的禁忌证是
3. 鼻饲饮食的禁忌证是

（4~8 共用备选答案）
   A. 无盐低钠饮食
   B. 低脂饮食
   C. 低蛋白饮食
   D. 高蛋白饮食
   E. 高热量饮食

4. 肝硬化严重腹水病人应给予
5. 尿毒症的病人应给予
6. 甲状腺功能亢进的病人应给予
7. 冠心病的病人应给予
8. 严重贫血的病人应给予

【X 型题】以下每一道试题下面有 A、B、C、D、E 五个备选答案。请从中选择备选答案中所有正确答案。

1. 鼻饲法注意事项中叙述正确的有
   A. 长期鼻饲者应每日进行口腔护理
   B. 服用药片时应将药片研碎、溶解后再注入
   C. 应隔周与晚间末次喂食后拔管
   D. 拔管时夹紧胃管末端轻快拔出
   E. 翌晨再由另一鼻孔插入

2. 下列哪些病人适合鼻饲
   A. 昏迷   B. 口腔疾患   C. 早产儿   D. 食管狭窄   E. 拒绝进食

（二）名词解释

1. 鼻饲法

2. 要素饮食

3. 试验饮食

4. 治疗饮食

5. 胃肠外营养

（三）是非题

1. 做隐血检查的病人，采集标本前 3 天只能吃绿叶蔬菜和米饭，以免出现假阳性。
                                                              （　　　）

2. 流质饮食属于治疗饮食。   （　　　）

3. 长期鼻饲者，每日要进行口腔护理，胃管应每周更换。   （　　　）

（四）填空题

1. 检查胃管在胃内的方法有_____、_____、_____。

2. 为昏迷病人拔管时，拔到咽喉部时要_____，以免液体流入_____。

3. 成人低蛋白饮食中，每日蛋白质不超过_____。

4. 每次鼻饲前必须检查胃管确在_____方可。每次鼻饲量不超过_____ ml，间隔时间不少于_____ h。

5. 成人胃管插入的长度为_____ cm。

（五）简答题

1. 鼻饲法的适应征。

2. 医院在饮食上分哪几类？

3. 特殊饮食护理包括哪几种？

4. 验证胃管是否在胃内的方法有哪几种？

5. 如何协助配餐员做好病人一般的饮食护理？

（六）问答题

1. 阐述鼻饲法的注意事项。

2. 简述要素饮食的护理要点。

3. 在胃肠外营养的过程中，怎样做才能预防感染？

三、实验报告

护理学基础实验报告

实验名称	鼻饲法		
课程类型	操作练习□	操作考核□	真实操作□
实验时间	年　月　日第　节	教师：	
实验要求	熟练掌握鼻饲法		
操作方法	要点说明		掌握程度（正确度）
插管准备	衣帽整洁、洗手、戴口罩，备齐用物携至床旁		
1. 核对解释	核对，解释鼻饲法目的及配合方法（昏迷病人除外）		
2. 安置体位	取坐位或半坐位，昏迷病人取仰卧位，铺治疗巾于病人颌下		
3. 观察清洁	观察鼻腔，用浸于清水或生理盐水的棉签清洁健侧鼻腔		
4. 润滑胃管	左手取纱布托好的鼻管，右手将石蜡棉置于管头下方包裹管头		
5. 测量长度	成人插入长度45～55cm，从鼻尖至耳垂再到剑突或前额发际至剑突，婴幼儿14～18cm，从眉间至剑突与脐中点的距离		
6. 插入胃管	①左手持纱布托住胃管，右手持镊子夹住胃管前端，沿选定侧鼻孔先稍向上平行再向后下缓缓插入，至咽喉部时（约14～16cm），让病人协助做吞咽动作，以利于将胃管顺利插入胃内 ②昏迷病人在插管时应去枕平卧头后仰，当胃管插至15cm时，托起病人头部，使其下颌靠近胸骨柄，以增大咽喉部通道的弧度，提高插管的成功率，使胃管沿咽后壁徐徐插入至预定长度		
7. 验证胃管	①接注射器于胃管末端回抽胃液；②将听诊器放胃部用注射器注入10ml空气听到气过水声；③将胃管末端放入水中无气体逸出		
8. 固定胃管	确定胃管在胃内后，用胶布分别固定于鼻翼及面颊部		
9. 灌注饮食	先注入少量温开水，再灌注流质或药液，再注入少量温开水		
10. 处理管端	末端反折，用纱布包好，用安全别针固定于枕旁或病人衣领处		
11. 整理记录	整理用物，洗手，记录鼻饲液种类、量、病人的反应等		
拔除胃管			
1. 夹紧末端	核对解释，同插胃管		
2. 拔出胃管	置弯盘于颌下，夹紧胃管末端，嘱深呼吸，在病人呼气时拔管		
3. 整理记录	擦去胶布痕迹，协助取舒适卧位，记录拔管时间及拔管时反应		
专业能力：	相关知识：10%	操作过程：30%	
方法能力（合理、逻辑和创新）：	物品种类数量：10%	过程流畅完整：10%	物品清洁：10%
社会能力：	情感体验：10%	学习态度：10%	沟通能力：10%
自我总评：（分数）	评价内容：		
教师总评：（分数）	评价内容：		

（郭俊）

第七章　生命体征的护理

一、双核要求

第七章　生命体征的护理	第一节体温	一、正常体温及生理性变化	掌握
		二、异常体温观察及护理	掌握
		三、体温测量法	掌握
	第二节脉搏	一、正常脉搏及生理性变化	掌握
		二、异常脉搏观察及护理	掌握
		三、脉搏测量法	掌握
	第三节呼吸	一、正常呼吸及生理性变化	掌握
		二、异常呼吸观察及护理	掌握
		三、呼吸测量法	掌握
	第四节血压	一、正常血压及生理性变化	掌握
		二、异常血压观察及护理	掌握
		三、血压测量法	掌握
		实践22：T、P、R测量法	熟练掌握
		实践23：血压测量法	熟练掌握

二、练习题集

（一）选择题

【A₁型题】每一考题下面有 A、B、C、D、E 五个备选答案，请从中选择一个最佳答案。

1. 关于体温生理性变化，错误的选项是
   A. 清晨 2~6 时体温最低　　B. 下午 2~8 时体温最高
   C. 昼夜体温变化范围不超过 0.5℃　儿童较成人体温低
   E. 与机体代谢的相应周期变化有关

2. 发热中，体温上升期不可能出现的表现是
   A. 皮肤苍白　　　　　　B. 冷汗　　　　　　　C. 畏寒
   D. 体温上升　　　　　　E. 体内产热大于散热

3. 退热期大量出汗最易出现
   A. 体温过低　　B. 循环衰竭　　C. 皮肤潮湿　　D. 呼吸加快　　E. 畏寒

4. 高热病人的护理措施，下列哪项不妥
   A. 密切观察病情变化　　B. 每天测体温 6 次　　C. 冰袋冷敷足部
   D. 口腔护理每天 2~3 次　E. 鼓励多饮水

5. 观察热型主要的临床意义在于
   A. 有利于护理　　　　　B. 有利于治疗　　　　　C. 观察有无合并症
   D. 协助诊断和治疗　　　E. 判断病情的转归

6. 对高热病人的观察，下面错误的选项是
   A. 每日测体温 4 次　　　　B. 评估病人的心理状况　　　C. 面色有无改变
   D. 脉搏、呼吸、血压的变化　　E. 物理降温后的效果

7. 消毒体温计的过氧乙酸溶液应
   A. 每日更换　　　　　　　B. 每周更换　　　　　　　　C. 隔周更换
   D. 每周更换 2 次　　　　　E. 每月更换 1 次

8. 检查体温计准确性时的水温应是
   A. 30℃　　　　B. 32℃　　　　C. 33℃　　　　D. 37℃　　　　E. 40℃

9. 测量直肠温时，体温计一般需要插入的深度是
   A. 1～2cm　　　B. 2～3cm　　　C. 3～4cm　　　D. 4～5cm　　　E. 5～6cm

10. 若病人咬破体温计时，须立即给予
    A. 糖水　　　　　　　　　B. 淀粉糊　　　　　　　　C. 生理盐水
    D. 蛋清液　　　　　　　　E. 清除口腔内的玻璃碎屑

11. 脉搏测量，错误的选项是
    A. 用食指、中指和无名指端诊脉　　B. 病人剧烈活动应休息 20min 后测量
    C. 异常脉搏需要测量 1min　　　　　D. 脉搏短绌病人先测量心率，后测量脉搏
    E. 偏瘫病人选择健侧肢体测量

12. 测量呼吸时护士的手不离开诊脉部位是为了
    A. 保持病人体位不变　　　B. 转移病人注意力　　　　C. 易于记时
    D. 对照呼吸与脉搏的频率　　E. 观察病人面色

13. 呼吸减慢常见于
    A. 缺氧　　　　　　　　　B. 甲状腺机能亢进　　　　C. 颅内疾病
    D. 贫血　　　　　　　　　E. 肺部感染

14. 属于节律异常的脉搏是
    A. 速脉　　　　B. 绌脉　　　　C. 丝脉　　　　D. 缓脉　　　　E. 洪脉

15. 下列哪种病人需要 2 名护士同时分别测量心率和脉搏
    A. 心动过缓　　　　　　　B. 心动过速　　　　　　　C. 窦性心律不齐
    D. 甲亢　　　　　　　　　E. 心房纤颤

16. 测量脉搏时，错误的方法是
    A. 诊脉前应使病员安静　　　　　　　　　B. 病人手臂应放在舒适的位置
    C. 将示指、中指、无名指的指端按在桡动脉表面　　D. 计数 15s，将测得脉率乘 4
    E. 有脉搏短绌时应 2 人同时测量心率与脉率

17. 下面对血压生理性变化的描述不正确的是
    A. 小儿血压比成人低　　　B. 中年以前女子血压比男子低
    C. 清晨高于傍晚　　　　　D. 右上肢高于左上肢　　　E. 下肢高于上肢

18. 密切观察血压要求做到"四定"，下例应除外的内容是
    A. 部位　　B. 体位　　C. 时间　　D. 血压计　　E. 专人测量

【A₂型题】每一道考题是以一个小病例出现的，其下面都有 A、B、C、D、E 五个 备
选答案，请从中选择一个最佳答案。

1. 一个 6 岁的儿童，不慎将花生米吸入气管。其不可能出现的临床表现是
   A. 吸气费力　　　　　　　B. 呼气费力　　　　　　　C. 口唇发绀

    D. 烦躁不安　　　　　　　　E. 三凹征

2. 王女士，75 岁，因安眠药中毒意识不清，呼吸微弱，浅而慢，护士应用哪种方法测量呼吸
    A. 记数半分钟　　　　　　　B. 先测脉搏后观察胸部起伏次数
    C. 听呼吸音记数　　　　　　D. 用手感觉呼吸气流通过记数
    E. 用少许棉花置病人鼻孔前观察棉花摆动次数记数呼吸频率

3. 李女士，36 岁，发热 1 周，体温持续在 39.2℃~40.0℃左右，脉搏 90 次/min. 入院后诊断为伤寒。可能的热型是
    A. 弛张热　　B. 稽留热　　C. 间歇热　　D. 不规则热　　E. 回归热

【A₃ 型题】 以下提供了若干个病例，每个病例下设 2~3 个考题，请根据病例所提供的信息，在每道考题下面的 A、B、C、D、E 五个备选答案中选择一个最佳答案。

(1~3 题共用题干)

周先生，诊断肺炎球菌肺炎，口温 39.5℃，脉搏 120 次/分，颜面潮红、皮肤灼热，伴有尿量减少。

1. 该病人发热的程度为
    A. 低热　　B. 中度热　　C. 高热　　D. 超高热　　E. 正常体温

2. 该病人目前处于
    A. 体温上升期　　B. 高热持续期　　C. 恢复期　　D. 退热期　　E. 恶化期

3. 对于该病人的护理措施不适当的是
    A. 酌情给予乙醇拭浴　　B. 鼓励病人多饮水　　C. 生理盐水口腔护理
    D. 测量体温每 1h 一次　　E. 保持皮肤清洁

(4~6 题共用题干)

病人李女士，77 岁，发热 2 日，测体温 39.7℃，皮肤潮红，脉搏增快，按医嘱已用药物退热。

4. 如果病情允许，可鼓励病人多饮水，但不包括
    A. 白开水　　B. 啤酒　　C. 果汁　　D. 糖盐水　　E. 矿泉水

5. 病人大量出汗时，下列哪项不是必要的护理措施
    A. 评估出入液量　　　　　　B. 擦干汗液，更换衣服
    C. 测量体温　　　　　　　　D. 填写护理记录单　　　　E. 降低室温

6. 退热时，为防止发生循环衰竭应重点观察病人有无
    A. 皮肤苍白、寒战　　　　B. 头晕、出汗、疲倦　　C. 洪脉、呼吸增快、出汗
    D. 脉细速、四肢湿冷、出汗　E. 脉速、面部潮红、头晕

(7~8 题共用题干)

刘女士，60 岁，诊断："冠心病伴房颤"，主诉头晕，乏力，胸闷。

7. 护士为该病人测量脉搏时发现脉搏短绌，下面描述错误的是
    A. 脉搏细数，极不规则　　B. 单位时间内心率少于脉率
    C. 心律完全不规则　　　　D. 心率快慢不一　　　　E. 心音强弱不等

8. 正确的诊脉方法是
    A. 先测量心率，后测量脉率　　B. 一人测心率、脉率，另一人报告医生
    C. 一人测心率，另一人测脉率，同时测量 1min　　D. 先测脉率，后测心率
    E. 一人发口令，另一人测心率、脉率

(9~11 题共用题干)

丁先生，73 岁，因高血压引起脑血管意外入院治疗，经抢救后病情稳定，意识清楚，左侧肢体瘫痪。

9. 护士为其选择右侧肢体测量血压的主要原因是
    A. 病人能配合操作　　　　　B. 能减轻病人的心身痛苦
    C. 因左侧肢体肌张力增高，不能真实反映血压情况
    D. 因左侧肢体血液循环不良，易致血压不准确　　　E. 使操作顺利、迅速完成

10. 选择右侧下肢测量血压，操作方法错误的是
    A. 取仰卧位或俯卧位　　　　B. 袖带长约 135cm，比上肢袖带宽 2cm
    C. 袖带下缘距离腘窝 3~5cm　D. 将听诊器胸件置于腘动脉搏动处
    E. 测量时袖带缠的越紧越好

11. 在测量血压过程中，发现腘动脉搏动音微弱且听不清，重复测量中错误的做法是
    A. 将袖带内的气体驱尽　　　B. 使汞柱降至"0"点
    C. 稍等片刻后行第二次测量　D. 一般连续测量 2~3 次 E. 取其最高值

(12~14 题共用题干)

孙先生，67 岁，因头晕、头痛入院就诊，在安静状态下测量血压为 166/95mmHg，其他检查结果正常。

12. 根据所测结果该病人最可能的诊断是
    A. 高血压　　　B. 冠心病　　　C. 脑出血　　　D. 脑膜炎　　　E. 脑肿瘤

13. 病人在住院期间，为其测量血压时下列哪项不妥？
    A. 每日测量血压时间应固定　　　B. 固定在一侧上肢测量
    C. 测量血压时应固定体位　　　　D. 每次测量时使用的血压计应固定
    E. 未听清时应不间断反复测量

14. 为该病人进行健康教育时，下列内容哪项不妥？
    A. 每日摄盐量不超过 5g　　　B. 多食富含纤维素的食物
    C. 适度的体育锻炼　　　　　D. 按医嘱规律服用降压药物
    E. 在药物的作用下将血压控制的越低越好

【B 型题】以下提供若干组考题，每组考题共同使用在考题前列出的 A、B、C、D、E 五个备选答案。请从中选择一个与问题关系密切的答案，每个备选答案可能被选择一次、多次或不被选择。

(1~2 题共用备选答案)
    A. 蝉鸣样呼吸　　　　　B. 鼾声呼吸　　　　　C. 叹息样呼吸
    D. 深而规则的大呼吸　　E. 间断呼吸
1. 代谢性酸中毒的呼吸表示为
2. 喉头异物

(3~4 题共用备选答案)
    A. 发热　　　　　B. 房室传导阻滞　　　　　C. 洋地黄中毒
    D. 休克　　　　　E. 大出血
3. 间歇脉多见于
4. 短绌脉多见于

【X 型题】以下每一道考题下面有 A、B、C、D、E 五个备选答案。请从中选择备选

答案中所有正确答案。

1. 可用于浸泡体温计的消毒液是
   A. 1% 消毒灵　　　　　　　B. 碘伏　　　　　　　　　C. 0.1% 过氧乙酸
   D. 70% 乙醇　　　　　　　　E. 2% 戊二醛

2. 可出现体温过低的情况有
   A. 早产儿　　B. 新生儿硬肿症　　　C. 晕厥　　D. 全身衰竭　　E. 濒死状态

3. 禁止测量口腔温度的病情是
   A. 精神异常　　　　　　　　B. 躯干大面积烧伤
   C. 口鼻手术后　　　　　　　D. 呼吸困难　　　　　　　E. 昏迷

4. 测量血压应注意
   A. 血压计要定期检查　　　　B. 打气不可过猛　　　　　C. 听不清时应立即重测
   D. 偏瘫病员应在健侧肢体测量　　E. 袖带下缘距肘窝 2~3cm

（二）名词解释

1. 发热

2. 稽留热

3. 弛张热

4. 间歇热

5. 不规则热

6. 脉率

7. 脉律

8. 间歇脉

9. 脉搏短绌

10. 潮式呼吸

11. 间断呼吸

12. 深大呼吸

13. 呼吸困难

14. 蝉鸣样呼吸

15. 鼾声呼吸

16. 高血压

17. 低血压

（三）是非题

1. 体温上升期的特点是散热和产热在较高水平上平衡。　　　　　　　　　　　（　　）

2. 受寒冷刺激血压可上升，在高温环境中血压可下降。　　　　　　　　　　　（　　）

（四）填空题

1. 体温的正常值的范围，腋下温度＿＿＿＿＿℃，口腔舌下温度为＿＿＿＿＿℃，直肠温度为＿＿＿＿＿℃。

2. 发热的程度可划分为（以口腔温度为标准）：低热＿＿＿＿＿℃，中度热＿＿＿＿＿℃，高热＿＿＿＿＿℃，超高热＿＿＿＿＿℃及以上。

3. 成人呼吸频率超过＿＿＿＿＿次/min，称呼吸增快或气促。常见于＿＿＿＿＿、＿＿＿＿＿等病人。呼吸频率少于＿＿＿＿＿次/min，称呼吸缓慢。常见于＿＿＿＿＿、＿＿＿＿＿等病人。

4. 正常成人在安静状态下，脉率为＿＿＿＿＿次/min，脉率和心率是＿＿＿＿＿。

5. 正常脉搏的节律是＿＿＿＿＿、＿＿＿＿＿，间隔时间是＿＿＿＿＿。脉搏的强弱取决于＿＿＿＿＿、＿＿＿＿＿和＿＿＿＿＿。

6. 当听诊器听到第一声搏动音时，此时血压计汞柱所指刻度为＿＿＿＿＿，当搏动音突然消失或减弱，汞柱所指刻度为＿＿＿＿＿。

7. 血压通常以＿＿＿＿＿血压为标准。正常成人安静时收缩压为＿＿＿＿＿mmHg

_____ (_____ kPa)，舒张压为_____ mmHg (_____ kPa)，脉压为_____ mmHg (_____ kPa)。

（五）简答题

1. 何为体温过低？常发生于哪些疾病？如何护理？

2. 简述短绌脉的测量方法

3. 简述脉搏测量的注意事项

4. 简述呼吸测量的注意事项

5. 简述呼吸困难的护理措施？

6. 测量血压前应做好哪些准备？

（六）问答题（案例分析题）

1. 如何护理高热病人。

2. 病人李某，女性，45 岁，肺炎，体温在 39～40℃ 波动，持续 2 周，日差不超过 1℃。脉搏 106 次/min，呼吸 28 次/min。病人神志清楚，面色潮红，口唇干裂，精神不振，食欲差。

问：① 病人属于何种热型？② 发热处于何种程度的哪一期？③ 请你依据病情提出护理措施。

3. 张大爷，76 岁，脑血栓，左侧肢体偏瘫，每日输液治疗中。

请问① 你如何为输液中的张大爷测量血压？② 测量时如果没有听清，你会如何处理？

4. 某女性病人，40 岁，因慢性支气管炎住院治疗，在闻到探视者带来的鲜花时，哮喘发作，自感胸闷，气急，具有喘憋感，有痰鸣音，呼吸 30 次/min。

试分析① 该病人呼吸困难属哪种类型？② 护士应采取哪些护理措施帮助病人减轻痛苦，缓解症状？

（七）讨论题

1. 血压测量为什么要做到四定？

2. 为什么要在安静状态 20min 后，测量脉搏、呼吸、血压？

3. 为什么血压测量时，不可将听诊件塞入袖带下操作？

三、实验报告

护理学基础实验报告

实验名称	T、P、R 测量法		
课程类型	操作练习□	操作考核□	真实操作□
实验时间	年　月　日第　节		教师：
实验要求	熟练掌握 T、P、R 测量法		
操作方法	要点说明		掌握程度（正确度）
1. 携物解释	携用物至床旁，问候病人，核对，解释操作目的及方法		
2. 安置体位	测量腋温视病情取舒适卧位；另一手臂置于舒适位，腕部伸展，嘱病人放松		
3. 测量体温	腋温测量法：擦干腋窝汗液，将体温计水银端放于腋窝深处紧贴皮肤，屈臂过胸，必要时护士协助托扶病人手臂		
4. 测量脉搏	护士以食指、中指、无名指的指端放于桡动脉表面，压力大小适中，以能清楚触及脉搏为度，一般情况下测 30s，所测数值乘以 2，即每 min 的脉率（异常脉搏、危重病人测 1min）		
5. 测量呼吸	（1）测量脉搏后，护士继续保持诊脉手势，以分散病人注意力观察病人胸部或腹部的起伏，一起一伏为一次呼吸 （2）正常情况下测 30s，所测数值乘以 2，即每分钟的呼吸频率呼吸不规则的病人和婴儿应测 1 分钟		
6. 收体温计	取出体温计，用消毒液纱布擦净，检视度数		
7. 记录数值	先记录在记录本上，再绘制在体温单上，体温℃；脉率：次/min；呼吸值：次/min		
8. 整理病人	协助病人穿好衣、裤，取舒适体位，整理床单位		
9. 处理用物	清理、消毒用物，5～10min 后取出，归还原位		
专业能力：	相关知识：10%	操作过程：30%	
方法能力 （合理、逻辑和创新）：	物品种类数量：10%	过程流畅完整：10%	物品清洁：10%
社会能力：	情感体验：10%	学习态度：10%	沟通能力：10%
自我总评：（分数）	评价内容：		
教师总评：（分数）	评价内容：		

护理学基础实验报告

实验名称		血压测量法	
课程类型	操作练习□	操作考核□	真实操作□
实验时间	年 月 日第 节		教师：
实验要求	熟练掌握血压测量法		
操作方法	要点说明		掌握程度（正确度）
1. 备物解释	携用物至床旁，问候病人，了解病人近期血压状况，解释目的和配合方法		
2. 安置体位	病人取坐位或仰卧位坐位时肱动脉平第四肋软骨，仰卧位时肱动脉平腋中线		
3. 测量血压	（1）露出上臂，将衣袖卷至肩部，袖口不可太紧，防止影响血流，必要时脱袖，伸直肘部，手掌向上 （2）将血压计放平，打开盒盖呈90度垂直位置，开启水银槽开关 （3）驱尽袖带内空气，将袖带气袋中部对着肘窝平整无折地缠于上臂，袖带下缘距肘窝 2～3cm，松紧以能放入一指为宜 （4）戴好听诊器，在肘窝内侧处摸到肱动脉搏动点 （5）将听诊器胸件置于肱动脉搏动处，左手食指固定 （6）另一只手关闭气门，匀速充气至肱动脉搏动消失，再升高2.6～4kPa （7）以每秒0.5kPa的速度放气，使水银柱缓慢下降，并注视水银柱所指的刻度 （8）当听到第一声搏动音，此时水银柱上所指刻度，即为收缩压，随后搏动声继续存在并增大，一直到搏动音消失，此时水银柱所指刻度为舒张压（如声音不消失，以突然变弱为舒张压，变音和消失音之间有差异时或危重病人，两个读数都应记录）。世界卫生组织统一规定，以动脉音消失为舒张压 （9）血压值如无异常告知病人，异常时委婉说明 （10）协助病人穿好衣服，取舒适体位		
4. 整理用物	将血压计右倾45°关闭水银槽开关，驱尽袖带内空气，卷好，连同橡皮球等放入盒内，关闭血压计盒盖		
5. 记录数值	先记录在记录本上，收缩压/舒张压，再填写在体温单上		
6. 处理用物	血压计、听诊器放回原处（按要求定期消毒用物）		
专业能力：	相关知识：10%	操作过程：30%	
方法能力 （合理、逻辑和创新）：	物品种类数量：10%	过程流畅完整：10%	物品清洁：10%
社会能力：	情感体验：10%	学习态度：10%	沟通能力：10%
自我总评：（分数）	评价内容：		
教师总评：（分数）	评价内容：		

（刘捷）

第八章　排泄护理

一、双核要求

第八章　排泄护理	第一节排尿护理	一、排尿观察	掌握
		二、排尿异常的护理	掌握
		三、导尿术	掌握
		四、膀胱冲洗	了解
	第二节排便护理	一、排便观察	掌握
		二、排便异常的护理	掌握
		三、灌肠法	掌握
		实践24：女病人导尿术	熟练掌握
		实践25：男病人导尿术	熟练掌握
		实践26：导尿管留置法	熟练掌握
		实践27：大量不保留灌肠法	熟练掌握
		实践28：小量不保留灌肠法	学会
		实践29：保留灌肠法	学会
		实践30：肛管排气法	学会

二、练习题集

（一）选择题

【A₁型题】每一试题下面有 A、B、C、D、E 五个备选答案，请从中选择一个最佳答案。

1. 长期留置导尿的病人，为避免出现尿液浑浊、沉淀或结晶等现象，应
   A. 经常清洁尿道口　　　　　B. 膀胱内用药　　　　　C. 热敷下腹部
   D. 多饮水，并进行膀胱冲洗　E. 经常更换卧位

2. 膀胱刺激征的表现有
   A. 尿频、尿急、血尿　　　　B. 尿频、尿急、尿痛　　　C. 尿急、腰痛、尿频
   D. 尿频、血尿、尿痛　　　　E. 脓尿、尿急、尿痛

3. 大量不保留灌肠使用的肥皂水灌肠液的浓度为
   A. 0.1% ~0.2%　　　　　　　B. 0.01% ~0.02%　　　　　C. 0.03% ~0.05%
   D. 1% ~2%　　　　　　　　　E. 3% ~5%

4. 阿米巴痢疾病人进行保留灌肠时应采用的卧位是
   A. 俯卧位　　B. 左侧卧位　　C. 右侧卧位　　D. 仰卧位　　E. 膝胸卧位

5. 子宫肌瘤病人实施子宫全切术，术前留置导尿的主要目的是
   A. 测定残余尿　　　　　　B. 保持会阴部清洁、干燥
   C. 排空膀胱以避免术中误伤　D. 放出尿液以解除痛苦
   E. 收集尿液作培养

6. 实施肛管排气法，肛管插入直肠的深度为

  A. 7cm～10cm   B. 11cm～12cm   C. 13cm～14cm

  D. 15cm～18cm   E. 19cm～20cm

7. 导尿时用于外阴消毒的消毒液是

  A. 0.1%新洁尔灭   B. 1%红汞   C. 0.01%新洁尔灭

  D. 0.02%高锰酸钾   E. 0.2%过氧乙酸

8. 正常成人一般每次排出的尿量为

  A. 100ml～150ml   B. 200ml～400ml   C. 500ml～600ml

  D. 20ml～40ml   E. 50ml～60ml

9. 尿失禁病人易发生压疮的主要原因是

  A. 全身营养状况欠佳   B. 局部皮肤长期受压   C. 皮肤常受机械刺激

  D. 皮肤常受潮湿刺激   E. 血液循环障碍

10. 配制 1000ml0.1%肥皂水用于清洁灌肠，应取 10%肥皂液

  A. 10ml   B. 20ml   C. 50ml   D. 100ml   E. 200ml

11. 肛管排气法保留肛管的时间一般为

  A. 不超过 10min   B. 不超过 15min   C. 不超过 20min

  D. 不超过 25min   E. 不超过 30min

12. 大量不保留灌肠病人有便意时，处理方法为

  A. 移动肛管   B. 抬高灌肠筒   C. 降低灌肠筒

  D. 立即停止灌肠   E. 嘱病人快速呼吸

13. 清洁灌肠时，灌肠筒内液面距肛门的距离为

  A. <20cm   B. <30cm   C. <35cm   D. <40cm   E. 70cm～80cm

14. 无尿常见于下列哪种疾病

  A. 膀胱肿瘤   B. 慢性胆囊炎   C. 糖尿病   D. 肾脏衰竭   E. 尿道炎

15. 盆底肌锻炼适用于

  A. 尿潴留病人   B. 尿失禁病人   C. 肠胀气病人   D. 腹泻病人   E. 盆腔炎病人

16. 全日尿量增多的疾病为

  A. 膀胱炎   B. 心力衰竭   C. 糖尿病   D. 肾盂肾炎   E. 尿路结石

17. 不会对大量不保留灌肠效果产生影响的因素是

  A. 溶液的温度   B. 溶液的浓度   C. 灌肠液的流速

  D. 灌肠液的压力   E. 灌肠开始的时间

18. 大量不保留灌肠溶液的温度一般为

  A. 25℃～38℃   B. 39℃～41℃   C. 42℃～43℃   D. 44℃～45℃   E. 46℃～48℃

19. 清洁灌肠的主要目的是

  A. 解除腹部手术后胀气   B. 术前肠道准备   C. 为保胎孕妇解除便秘

  D. 治疗肠道感染   E. 为高热病人降温

20. 对排尿的观察属于异常的是

  A. 24h 尿量 2000ml   B. 尿呈淡黄色   C. 尿液比重 1.015

  D. 新鲜尿无味   E. 夜间排尿 2 次～3 次

21. 为男病人导尿时，提起阴茎与腹壁所成角度为
    A. 30°　　　　B. 40°　　　　C. 50°　　　　D. 60°　　　　E. 70°

22. 为男病人导尿，下列哪项是错误的方法
    A. 严格无菌操作　　　　　　B. 病人取仰卧位，两腿平放略分开
    C. 从冠状沟向尿道口进行消毒　D. 提起阴茎与腹壁成60°角，使耻骨前弯消失
    E. 右手持血管钳夹导尿管进行插管

23. 为病人导尿时，润滑导尿管用
    A. 无菌石蜡油　　　　　　B. 无菌生理盐水　　　　　　C. 消毒滑石粉
    D. 蒸馏水　　　　　　　　E. 无菌凡士林

24. 为伤寒病人灌肠的溶液量一般不超过
    A. 100ml　　　　B. 200ml　　　　C. 300ml　　　　D. 500ml　　　　E. 700ml

25. 为伤寒病人灌肠时灌肠筒内液面不得高于肛门
    A. 70cm　　　　B. 60cm　　　　C. 50cm　　　　D. 40cm　　　　E. 30cm

26. 为解除非尿路梗阻引起的尿潴留，用温水冲洗会阴的目的是
    A. 分散注意力，缓解紧张心理　B. 利用条件反射促进排尿
    C. 使病人感觉舒适　　　　　　D. 缓解尿道痉挛　　　　　　E. 防止会阴感染

27. 肠套叠患儿的大便呈
    A. 淡黄色　　B. 黄褐色　　C. 陶土色　　D. 柏油样　　E. 果酱样

28. 为病人导尿后，不需留置尿管的情况是
    A. 昏迷尿失禁　　　　　　B. 测量膀胱压力　　　　　　C. 会阴部损伤
    D. 截瘫引起的尿潴留　　　E. 盆腔内器官手术前

29. 为女病人导尿清洁外阴的方法，错误的是
    A. 病人先用温水清洗外阴　　　　B. 病人取仰卧屈膝位，双腿略外展
    C. 用0.1%新洁尔灭棉球擦洗外阴　D. 顺序：由内向外，自上而下
    E. 每个棉球限用一次

30. 发生尿潴留的原因，错误的是
    A. 尿道阻塞　　　　　　　　B. 前列腺肥大　　　　　　C. 排尿神经反射性障碍
    D. 膀胱括约肌失去控制功能　E. 尿道高度狭窄

【A₂型题】每一道试题是以一个小病例出现的，其下面都有 A、B、C、D、E 五个 备
选答案，请从中选择一个最佳答案。

1. 女，46岁，患尿毒症，精神萎靡，下腹无胀满，24h 尿量为 60ml，病人的排尿状
   况是
   A. 正常　　B. 无尿　　C. 少尿　　D. 尿潴留　　E. 尿量偏少

2. 男性，33岁，中暑，体温41.5℃，遵医嘱灌肠为病人降温，下列操作正确的是
   A. 灌肠液用0.1% ~0.2 肥皂水　　　B. 灌肠液的温度为4℃
   C. 灌肠液量每次少于500ml　　　　D. 灌肠时病人取右侧卧位
   E. 灌肠后嘱病人保留1h排便

3. 女性，66岁，昏迷，新鲜尿液即有氨臭味，提示病人患有
   A. 糖尿病　　　　　　　B. 泌尿系统感染　　　　　　C. 农药中毒

D. 尿毒症　　　　　　　　E. 肾炎

4. 女性，38 岁，有反复发作的尿频、尿急、尿痛史，肾区有叩击痛，对其进行保健指导时错误的是

A. 多饮水　　　　　B. 及时排尿　　　　　C. 禁用盆浴

D. 保持外阴清洁　　　E. 经常预防性服用抗菌药物

5. 女性，40 岁，患尿路感染。医嘱尿培养及药物敏感试验，病人意识清楚，一般情况好，护士留取标本的最佳方法是

A. 导尿术　　　　　B. 收集 24h 尿　　　　C. 留取中段尿

D. 随机留尿 100ml　　E. 嘱病人留晨起的第一次尿

【A₃ 型题】以下提供了若干个病例，每个病例下设 2 ~ 3 个试题，请根据病例所提供的信息，在每道试题下面的 A、B、C、D、E 五个备选答案中选择一个最佳答案。

(1 ~ 3 题共用题干)

病人王某，男，60 岁，曾患糖尿病酮症酸中毒以及前列腺肥大症，此次来院主诉下腹痛，排尿困难，体检可见耻骨上膨隆，可达脐部，扪及囊性包块，叩诊呈浊音，有压痛。

1. 根据病人主诉，初步判断一下病人此次就诊可能发生的问题

A. 尿道炎　　B. 膀胱炎　　C. 尿潴留　　D. 尿失禁　　E. 少尿

2. 为病人采取下列护理措施，哪项正确

A. 下腹部冷敷　　　B. 听热烈的音乐　　　C. 用力按压膀胱

D. 用温水冲洗会阴部　E. 针刺全身穴位

3. 为病人实施导尿术后，病人的尿液最可能有

A. 大蒜味　　B. 腥臭味　　C. 氨臭味　　D. 烂苹果味　　E. 酸臭味

(4 ~ 6 题共用题干)

病人张某，男，68 岁，肝昏迷病人，目前体温 39.8℃，遵医嘱给予病人大量不保留灌肠降温

4. 为病人进行大量不保留灌肠时，应选择下列哪种灌肠液

A. 10% ~ 20% 肥皂水溶液　　B. 1% ~ 2% 肥皂水溶液

C. 1% ~ 2% 氯化钠溶液　　D. 10% ~ 20% 氯化钠溶液　E. 生理盐水

5. 灌肠液的温度应为

A. 4℃　　B. 14 ~ 24℃　　C. 24 ~ 28℃　　D. 28 ~ 32℃　　E. 39 ~ 41℃

6. 灌肠液灌入后，一般需等待多长时间后排出

A. 5min 后　　B. 10min 后　　C. 15min 后　　D. 30min 后　　E. 1h 后

【B 型题】以下提供若干组试题，每组试题共同使用在试题前列出的 A、B、C、D、E 五个备选答案。请从中选择一个与问题关系密切的答案，每个备选答案可能被选择一次、多次或不被选择。

(1 ~ 4 题共用备选答案)

A. 乳白色　　B. 黄褐色　　C. 棕色　　D. 黄色　　E. 酱油色

1. 尿中混有血液时，尿液的颜色是

2. 血红蛋白尿的颜色是

3. 胆红素尿的颜色呈

4. 乳糜尿的颜色呈

（5～6 题共用备选答案）

A. 4cm～6cm，即见尿后再插入 1～2cm　　　B. 3cm～5cm，即见尿后再插入 1～2cm

C. 14cm～16cm，即见尿后再插入 1～2cm　　D. 18cm～21cm，即见尿后再插入 1～2cm

E. 20cm～22cm，即见尿后再插入 1～2cm

5. 成年女性导尿时，导尿管插入长度是

6. 成年男性导尿时，导尿管插入长度是

【X 型题】以下每一道试题下面有 A、B、C、D、E 五个备选答案。请从中选择备选答案中所有正确答案。

1. 应实施清洁灌肠的情况有

　　A. 钡灌肠造影前　　　　　　B. 直肠息头切除术前　　　C. 保胎孕妇

　　D. 结肠 X 线检查前　　　　 E. 结肠癌手术前

2. 灌肠时病人有便意，应该采取

　　A. 转动肛管　　　　　　　　B. 更换体位　　　　　　　C. 降低灌肠筒

　　D. 嘱病人张口呼吸　　　　　E. 拔出肛管

3. 预防便秘的方法正确的是

　　A. 建立规律的排便习惯　　　B. 选择使用富含纤维素的食物

　　C. 定时使用简便通便法

　　D. 普通病人应适当运动，卧床病人病情允许时可进行床上活动

　　E. 多食蔬菜、水果

（二）名词解释

1. 多尿

2. 少尿

3. 无尿

4. 膀胱刺激征

5. 尿失禁

6. 尿潴留

7. 导尿术

8. 膀胱冲洗

9. 腹泻

10. 便秘

11. 粪便嵌塞

12. 排便失禁

13. 肠胀气

14. 灌肠法

15. 肛管排气

（三）是非题

1. 正常尿液 pH 值为 5~7，呈弱酸性，比重在 1.025~1.035 之间。（　　）

2. 柏油样便，可提示下消化道出血；暗红色便，可提示上消化道出血。（　　）

3. 便秘病人可用单手或双手示指、中指、无名指重叠，沿升结肠、横结肠、结肠、乙状结肠方向做环形按摩，可增加腹压，促进排便。（　　）

（四）填空题

1. 男性尿道长 _____ cm，两个弯曲为 _____、_____，3 个狭窄部为 _____、_____、_____。

2. 女性尿道长 _____ cm，富于扩张性，尿道外口位于 _____ 下方，呈矢状裂，与 _____ 和 _____ 相邻。

3. 实施导尿术的病人膀胱高度膨胀，又极度虚弱时，第一次放尿不应超过 _____。因为大量放尿可导致腹腔内压力突然下降，大量血液滞留在腹腔血管内，引起病人血压突然下降，产生 _____；另外，膀胱突然减压，可引起膀胱黏膜急剧充血而发生 _____。

4. 大量不保留灌肠时，常用溶液量成人每次为_____ml，小儿约_____ml，1岁以下小儿，每次_____ml。

5. 为肝昏迷病人进行灌肠时，应禁用_____溶液，充血性心力衰竭和水钠潴留的病人应禁用_____溶液。

6. 大量不保留灌肠的禁忌证为_____、_____、_____、_____。

（五）简答题

1. 如何观察病人正常的排尿和排便活动？

2. 尿失禁病人如何护理？

3. 尿潴留病人如何护理？

4. 便秘病人如何护理？

5. 腹泻病人如何护理？

6. 便失禁病人如何护理？

7. 试述导尿术的注意事项。

8. 试述不保留灌肠术的注意事项。

9. 比较保留灌肠和不保留灌肠的异同点，列表说明。

（六）案例分析题

病人刘某，女，66岁，因车祸造成颅脑损伤，大小便失禁，出院后需长期留置尿管，如果你是护士，应该如何指导病人家属做好病人的家庭护理工作，更好地防止留置导尿病人发生尿路感染？

三、实验报告

护理学基础实验报告

实验名称	女病人导尿术		
课程类型	操作练习□	操作考核□	真实操作□
实验时间	年 月 日第 节		教师：
实验要求	熟练掌握女病人导尿术的方法		
操作方法	要点说明		掌握程度（正确度）
1. 准备工作	（1）护士着装整齐，洗手，戴帽子、口罩 （2）备齐用物，合理安排用物，推用物至病人床旁		
2. 核对解释	（1）查对床号、姓名；向病人解释导尿的目的、过程及注意事项 （2）关闭门窗，用屏风遮挡病人；清洗外阴，放置便盆		
3. 体位准备	（1）操作者站在病人的右侧，帮助病人脱裤，并用盖被遮盖 （2）病人取仰卧屈膝位，两腿略外展，露出外阴		
4. 初次消毒	（1）将小橡胶单及治疗巾垫于病人臀下，将弯盘放于近会阴部处，治疗碗放于弯盘后，倒消毒液于治疗碗内棉球上，搅拌 （2）戴左手手套，右手持血管钳夹消毒液棉球，依次消毒阴阜、大阴唇，接着左手分开大阴唇，消毒小阴唇、尿道口、肛门；消毒完毕，将手套脱至弯盘内，将已污染的弯盘及治疗碗移开		
5. 打包倒液	（1）无菌导尿包在病人两腿之间严格按无菌原则要求打开 （2）用无菌持物钳夹取小药杯于无菌区边缘内，倒消毒液		
6. 戴上手套	在治疗车上按要求戴无菌手套，冲掉手套上的滑石粉		
7. 铺巾滑管	（1）铺洞巾 （2）按操作顺序排列无菌用物，用石蜡油棉球润滑导尿管前端		
8. 再次消毒	左手用拇、示指分开并固定小阴唇，右手用血管钳夹消毒液棉球消毒尿道口、两侧小阴唇、再次尿道口；消毒毕，移弯盘于无菌区以外		
9. 插管引流	（1）左手仍固定小阴唇，右手将治疗碗移置近会阴处；嘱病人张口呼吸，用血管钳夹住导尿管对准尿道口轻轻插入4～6cm，见尿液流出后再插入1～2cm左右，左手自然下移固定导尿管，右手将导尿管末端引入弯盘（治疗碗）内接取尿液 （2）待弯盘（治疗碗）内盛满尿液，可夹住导尿管末端放在纱布上，倒尿液于便盆内，注意观察病人的反应；如需作尿培养，用尿培养瓶接取尿液5ml，盖好瓶盖，置合适处		
10. 拔管整理	（1）导尿结束，夹闭导尿管，拔出导尿管放入治疗碗内，撤洞巾，擦净外阴并遮盖病人，脱手套，整理用物，尿标本贴标签送检 （2）协助病人穿裤，整理床单位。观察尿液，倒掉尿液，撤去屏风，打开门窗，感谢病人的合作；洗手，并作好记录		
专业能力：	相关知识：10%	操作过程：30%	
方法能力 （合理、逻辑和创新）：	物品种类数量：10%	过程流畅完整：10%	物品清洁：10%
社会能力：	情感体验：10%	学习态度：10%	沟通能力：10%
自我总评：（分数）	评价内容：		
教师总评：（分数）	评价内容：		

（李馨 邱娟）

护理学基础实验报告

实验名称	男病人导尿术		
课程类型	操作练习□	操作考核□	真实操作□
实验时间	年 月 日第 节	教师：	
实验要求	熟练掌握男病人导尿术的方法		
操作方法	要点说明		掌握程度（正确度）
1. 准备工作	（1）护士着装整齐，洗手，戴帽子、口罩 （2）备齐用物，合理安排用物，推用物至病人床旁		
2. 核对解释	（1）查对床号、姓名；向病人解释导尿的目的、过程及注意事项 （2）关闭门窗，用屏风遮挡病人；清洗外阴；放置便盆		
3. 体位准备	（1）操作者站在病人的右侧，帮助病人脱裤，并用盖被遮盖 （2）病人取仰卧屈膝位，两腿平放略外展，露出外阴		
4. 初次消毒	左手戴手套，右手持血管钳夹取消毒棉球进行初步消毒，顺序依次为阴阜、阴茎背侧、两侧、腹侧、阴囊。然后自尿道口从外向后旋转擦拭尿道口、龟头、冠状沟。消毒完毕，将手套脱至弯盘内，将已污染的弯盘及治疗碗移至治疗车下层或床尾		
5. 打包倒液	（1）无菌导尿包在病人两腿之间严格按无菌原则要求打开 （2）用无菌持物钳夹取小药杯于无菌区边缘内，倒消毒液		
6. 戴上手套	在治疗车上按要求戴无菌手套，冲掉手套上的滑石粉		
7. 铺巾滑管	（1）铺洞巾 （2）按操作顺序排列无菌用物，用石蜡油棉球润滑导尿管前端		
8. 再次消毒	左手用纱布裹住阴茎将包皮向后推，暴露尿道口，右手持血管钳夹消毒液棉球再次向外向后旋转擦拭，消毒尿道口、龟头、冠状沟数次，消毒完毕，移弯盘于无菌区以外		
9. 插管引流	（1）提起阴茎，与腹壁成60°角，右手将治疗碗移置近会阴处；嘱病人张口呼吸，用血管钳夹住导尿管对准尿道口轻轻插入20～22cm，见尿液流出后再插入1～2cm左右，左手固定导尿管，右手将导尿管末端引入弯盘（治疗碗）内接取尿液 （2）待弯盘（治疗碗）内盛满尿液，可夹住导尿管末端放在纱布上，倒尿液于便盆内，打开导尿管末端继续放尿，注意观察病人的反应及感觉；如需作尿培养，用尿培养瓶接取尿液5ml，盖好瓶盖，置合适处		
10. 拔管整理	（1）导尿结束，夹闭导尿管，拔出尿管放入治疗碗内，撤洞巾，擦净外阴并遮盖病人，脱手套，整理用物，尿标本贴标签送检 （2）协助病人穿裤，整理床单位。观察尿液，倒掉尿液，撤去屏风，打开门窗，感谢病人的合作；洗手，并作好记录		
专业能力：	相关知识：10%	操作过程：30%	
方法能力 （合理、逻辑和创新）：	物品种类数量：10%	过程流畅完整：10%	物品清洁：10%
社会能力：	情感体验：10%	学习态度：10%	沟通能力：10%
自我总评：（分数）	评价内容：		
教师总评：（分数）	评价内容：		

护理学基础实验报告

实验名称	留置导尿术		
课程类型	操作练习□	操作考核□	真实操作□
实验时间	年　月　日第　节		教师：
实验要求	熟练掌握留置导尿术的方法		
操作方法	要点说明		掌握程度（正确度）
1. 准备工作	同男、女病人导尿术		
2. 核对解释	如采用胶布固定法，就备皮剃去阴毛，采用双腔球囊导管固定法，可不用剃去阴毛		
3. 体位准备	同男、女病人导尿术		
4. 初次消毒	同男、女病人导尿术		
5. 打包倒液	同男、女病人导尿术		
6. 戴上手套	同男、女病人导尿术		
7. 铺巾滑管	选取无菌双腔球囊导尿管滑管，余同男、女病人导尿术		
8. 再次消毒	同男、女病人导尿术		
9. 插管放尿	插管放尿后，夹住尿管尾端		
10. 固定尿管	方法一　双腔球囊导尿管固定法（目前此法临床上广泛应用）插管见尿液流出后，再继续插入，插到底（若插管太浅，球囊注得太早易引起尿道撕裂出血疼痛），根据球囊容积向球囊注入等量的生理盐水，拔出注射器，轻拉导尿管有阻力感，即证明导尿管已固定好；若病人感觉疼痛或不适，应立即抽出生理盐水，将导尿管向前推进，然后再注入生理盐水固定		
	方法二　胶布固定法（目前临床虽应用较少，但仍需了解） 　女性：用长 12cm、宽 4cm 的胶布一块，将长度 2/3 处剪成三条，胶布完整的 1/3 贴在阴阜上，剪开的三条两边的两条分别交叉粘贴在两侧的大阴唇上，中间的一条固定导尿管 　男性：应用长 12cm、宽 4cm 的胶布制作成蝶形胶布两条，固定在阴茎两侧，再用两条细长胶布环绕一圈固定在阴茎上，开口向上，注意两端勿重叠，以免影响血液循环致阴茎水肿。在距离尿道口 1cm 处用胶布将折叠的两条胶布粘在导尿管上		
11. 接集尿袋	移开洞巾，将导尿管末端与集尿袋的引流管接头连接，开放导尿管；用橡皮圈和安全别针将引流管固定在床单上		
12. 整理记录	协助病人穿好裤子，取舒适的卧位，清理用物，整理床单位；洗手，作好记录		
专业能力：	相关知识：10%	操作过程：30%	
方法能力 （合理、逻辑和创新）：	物品种类数量：10%	过程流畅完整：10%	物品清洁：10%
社会能力：	情感体验：10%	学习态度：10%	沟通能力：10%
自我总评：（分数）	评价内容：		
教师总评：（分数）	评价内容：		

护理学基础实验报告

实验名称	大量不保留灌肠术		
课程类型	操作练习□	操作考核□	真实操作□
实验时间	年　月　日第　节		教师：
实验要求	熟练掌握大量不保留灌肠术的方法		
操作方法	要点说明		掌握程度（正确度）
1. 准备工作	护士着装整齐，洗手，戴帽子、口罩；按医嘱配制所需灌肠液（浓度、温度、量正确），将软皂放卫生纸内少许；备齐用物，推用物至病人床旁，调节输液架高度		
2. 核对解释	查对床号、姓名；向病人解释大量不保留灌肠的目的、过程及注意事项；关闭门窗，用屏风遮挡病人；嘱咐病人排尿		
3. 安置体位	(1) 协助病人取左侧卧位，双膝屈曲，脱裤至膝部，臀部移向床沿（对不能自控排便者可取仰卧位，臀部下置便盆） (2) 臀下垫橡胶单及治疗巾，盖好盖被，只暴露臀部；放弯盘（内置肛管）及卫生纸于臀旁		
4. 挂筒排气	将灌肠筒挂于输液架上，筒内液面距病人肛门约 40 ~ 60cm，连接肛管，用软皂润滑肛管前端，排尽管内气体，用止血钳夹闭橡胶管		
5. 插管灌液	(1) 用左手垫卫生纸分开臀部，暴露肛门，嘱病人张口呼吸，用右手插入肛管约 7 ~ 10cm（小儿约 4 ~ 7cm），若插管受阻，可退出少许，旋转肛管再插 (2) 左手固定肛管，右手放开血管钳，使液体缓缓流入，观察筒内液面下降情况，待溶液剩少许时，夹管		
6. 拔管过程	用卫生纸包裹肛管，右手轻轻拔出肛管放入弯盘内，并擦净肛门，协助平卧；嘱病人尽量保持 5 ~ 10min，以利于粪便的充分软化		
7. 协助排便	不能下床的病人，给予便盆，将卫生纸、呼叫器置于易取处		
8. 整理记录	便毕，撤去橡胶单和治疗巾，病人取舒适体位；整理用物及床单位，开窗通风，记录结果		
专业能力：	相关知识：10%	操作过程：30%	
方法能力 （合理、逻辑和创新）：	物品种类数量：10%	过程流畅完整：10%	物品清洁：10%
社会能力：	情感体验：10%	学习态度：10%	沟通能力：10%
自我总评：（分数）	评价内容：		
教师总评：（分数）	评价内容：		

（李馨　邱娟）

护理学基础实验报告

实验名称	小量不保留灌肠术		
课程类型	操作练习□	操作考核□	真实操作□
实验时间	年 月 日第 节	教师：	
实验要求	掌握小量不保留灌肠术的方法		
操作方法	要点说明		掌握程度（正确度）
1. 准备工作	护士着装整齐，洗手，戴帽子、口罩；备齐用物，推用物至病人床旁		
2. 核对解释	查对床号、姓名；向病人解释；关闭门窗，用屏风遮挡病人；嘱病人排尿		
3. 安置体位	协助病人取左侧卧位，双膝屈曲，脱裤至膝部，臀部移向床沿（对不能自控排便者可取仰卧位，臀部下置便盆）；臀下垫橡胶单及治疗巾，盖好盖被，只暴露臀部；放弯盘（内置肛管）及卫生纸于臀部旁		
4. 接管排气	用注洗器抽吸灌肠液，连接肛管，润滑肛管前段，排出气体后夹闭肛管		
5. 插管灌液	左手垫卫生纸分开肛门，暴露肛门；嘱病人深呼吸，右手持肛管轻轻插入直肠7～10cm；固定肛管，松开血管钳，缓缓注入灌肠液。如用灌肠筒，液面距肛门低于30cm。注毕夹管，取下注洗器再抽吸灌肠液，松开血管钳后再行灌注，如此反复直至灌肠液注完。再注入温开水5～10ml，抬高肛管末端，使管内灌肠液全部灌入夹管或反折肛管		
6. 拔管	按大量不保留灌肠术操作进行拔管		
7. 协助排便	尽量保留溶液10～20min再行排便，余同大量不保留灌肠法		
8. 整理记录	同大量不保留灌肠法		
专业能力：	相关知识：10%	操作过程：30%	
方法能力（合理、逻辑和创新）：	物品种类数量：10%	过程流畅完整：10%	物品清洁：10%
社会能力：	情感体验：10%	学习态度：10%	沟通能力：10%
自我总评：（分数）	评价内容：		
教师总评：（分数）	评价内容：		

（李馨 邱娟）

第九章　药物疗法

一、双核要求

第九章 药物疗法	第一节　给药基础知识	一、概述	理解
		二、安全给药的原则	掌握
		三、影响药物疗效的因素	理解
	第二节　口服给药法	一、口服药用药指导	掌握
		二、口服给药法	掌握
	第三节　注射给药法	一、注射原则	掌握
		二、注射用物	掌握
		三、药物抽吸法	掌握
		四、常用注射法掌握	
	第四节　药物过敏试验法	一、药物过敏反应的特点	掌握
		二、常用药物过敏试验法	掌握
	第五节　局部给药法	一、滴药法	了解
		二、插入给药法	了解
		三、皮肤给药法	了解
		四、舌下给药法	了解
		五、吸入给药法	理解
		实践31：口服给药法	学会
		实践32：药物抽吸法	熟练掌握
		实践33：皮内注射法	熟练掌握
		实践34：皮下注射法	熟练掌握
		实践35：肌肉注射法	熟练掌握
		实践36：静脉注射法	熟练掌握
		实践37：各种皮试液的配制	熟练掌握
		实践38：吸入给药法	学会

二、练习题集

（一）选择题

【A₁ 型题】每一试题下面有 A、B、C、D、E 五个备选答案，请从中选择一个最佳答案。

1. 关于药物的保管原则，下列哪项是错误的
   A. 药柜应放置在光线明亮处
   B. 药品应分类放置，并按有效期的先后顺序排列
   C. 药瓶上应有明显标签以示区别，如口服药为红色
   D. 药品要定期检查质量
   E. 分类保存
2. 容易氧化和遇光变质的药物应放在
   A. 有色瓶中或黑纸盒中
   B. 磨口瓶中
   C. 密封瓶中
   D. 冰箱里
   E. 塑料盒中

3. 应放在黑色盒内的药物是

    A. 肝炎疫苗   B. 阿莫西林   C. VE 胶丸   D. 庆大霉素   E. 氨茶碱

4. 发药时如病人提出疑问，护士应该

    A. 报告医生   B. 考虑不用   C. 弃去药物，重新配药

    D. 重新核对后再给服药   E. 中止给药

5. 停止的拉丁文缩写是

    A. DC   B. pc   C. qd   D. ID   E. st

6. 每日三次的拉丁文缩写是

    A. bid   B. tid   C. qd   D. prn   E. qn

7. Q6h 的中文意思是

    A. 每日一次   B. 每日六次   C. 每周 6 次

    D. 每 6h 一次   E. 每 4h 一次

8. 用药后观察的内容是

    A. 药品的质量   B. 疗效及不良反应   C. 药物的有效期

    D. 用药史   E. 病人相关的药物知识

9. 取口服药时错误的是

    A. 液体药用量杯取，并使量杯与视线等高

    B. 取油剂时应先在杯内加少量冷开水

    C. 取固体药时，药瓶的标签不必朝向自己

    D. 药量不足 1ml 时用滴管取

    E. 个人专用药单独存放，并注明"八对"内容

10. 在注射器里，下列哪个部位不是无菌的？

    A. 针尖   B. 针梗   C. 乳头

    D. 活塞前端（位于空筒内部）   E. 活塞柄

11. 不正确的常规消毒操作方法是

    A. 消毒面积应在 $5cm^2$ 以上   B. 酒精脱碘面积应稍大于碘酒消毒面积

    C. 待干时间约为 20s   D. 可用嘴吹助干

    E. 从注射点向外螺旋式旋转涂擦

12. 不合格的注射器是

    A. 包装完整密闭   B. 在有效期内   C. 检查包装时能将袋内空气挤净

    D. 针头无钩无锈无弯曲   E. 乳头与针栓衔接紧密

13. 不正确的抽药方式是

    A. 两手分持注射器   B. 手不触及活塞

    C. 手只能接触活塞柄   D. 食指固定针栓及针梗

    E. 食指固定针栓且不可触及针梗

14. 下列哪项不属于无痛注射技术

    A. 舒适卧位，使肌肉放松   B. 分散病人注意力

    C. 做到"两快一慢"

    D. 先注射刺激性弱的药，后注射刺激性强的药

    E. 进针后，注药前，抽得回血后方可注药

15. 皮内注射时错误的是

    A. 5°角进针   B. 不用碘酊消毒   C. 进针深度为针尖斜面

D. 拔针时无菌棉签轻轻按压　　　　　　　　　　E. 皮丘直径约为 5 ~ 6mm

16. 皮内注射时皮肤消毒剂为

　　A. 70% 乙醇　　B. 2.5% 碘酊　　C. 0.5% 碘酊　　D. 0.5% 过氧乙酸　　E. 10% 安尔碘

17. 标准的皮丘是

　　A. 苍白，有扩大的毛孔，直径约 5mm ~ 6mm

　　B. 苍白，有缩小的毛孔，直径约 5mm ~ 6mm

　　C. 苍白，有缩小的毛孔，直径约 7mm ~ 8mm

　　D. 充血发红，有扩大的毛孔，直径约 5mm ~ 6mm

　　E. 充血发红，有缩小的毛孔，直径约 5mm ~ 6mm

18. 皮下注射错误的是

　　A. 30° ~ 40° 进针　　　　　　　　B. 右手顺势以 30° 角固定

　　C. 左手放平注射器并固定　　　　　D. 右手放平注射器并固定

　　E. 检查无回血后推药

19. 皮下注射时如果进针角度大于 45°，则针尖容易进入

　　A. 皮内　　　　B. 皮下　　　　C. 肌肉　　　　D. 肌腱　　　　E. 静脉

20. 肌肉注射时如不能保证进针深度，则肌肉组织容易出现

　　A. 硬结　　　　B. 坏死　　　　C. 出血　　　　D. 化脓　　　　E. 溃烂

21. 静脉注射化疗药物时，应如何防止组织坏死

　　A. 缓慢推药

　　B. 先用盐水注射器穿刺，证实针头确在血管内后，再换成化疗药物

　　C. 稳妥固定　　　　　　　　D. 稀释药物　　　　　　　　E. 边推药边按摩

22. 发挥药效最快的给药途径是

　　A. 口服给药　　B. 皮内注射　　C. 皮下注射　　D. 肌肉注射　　E. 静脉注射

23. 臀大肌注射联线法定位的注射部位是

　　A. 髂前上棘至尾骨联线的外上 1/3 处

　　B. 髂后上棘至尾骨联线的外上 1/3 处

　　C. 髂前上棘至髂嵴下缘联线的外上 1/3 处

　　D. 髂后上棘至髂嵴下缘联线的外上 1/3 处

　　E. 髂前上棘至髂嵴最高点联线的外上 1/3 处

24. 按联线法和十字法选择正确的肌肉注射部位是为了

　　A. 避免损伤大血管和神经

　　B. 使肌肉松弛　　　　　　　　　　　　　　C. 避开硬结

　　D. 避开关节　　　　　　　　　　　　　　　E. 避免疼痛

25. 静脉注射过程中，推药时静脉局部肿胀、疼痛，但试抽又有回血，可能的原因是

　　A. 针头穿透血管壁，针头斜面完全在血管外

　　B. 针头刺入过深，药物注在组织间隙

　　C. 针头斜面一半在血管外

　　D. 针头斜面紧贴血管壁　　　　　　　　　　E. 针头阻塞

26. 静脉注射时，止血带应扎在穿刺点上方

　　A. 4cm　　　　B. 6cm　　　　C. 8cm　　　　D. 10cm　　　　E. 12cm

27. 下列皮试液中，浓度错误的是

　　A. 青霉素：500u/ml　　　　　　　　　　　B. 链霉素：2500u/ml

C. 破伤风抗毒素：15 IU/ml　　　　　　　　　　D. 普鲁卡因：2.5mg/ml

E. 氨苄西林：0.5mg/ml

28. 当出现青霉素过敏性休克时，最有效的抢救措施是
    A. 通知医生　　　　　　　　　　　　　　B. 立即停药、平卧
    C. 立即皮下注射0.1%盐酸肾上腺素0.5～1ml　　D. 针刺人中、内关等穴位
    E. 给予保暖、吸氧

29. 闪电式的青霉素过敏性休克，常发生在用药后
    A. 几秒钟内　　B. 几小时内　　C. 十几小时内　　D. 几天内　　E. 一个月内

30. 青霉素血清病型反应常发生在用药后
    A. 1～3天　　B. 4～6天　　C. 7～12天　　D. 13～20天　　E. 21天以上

31. 下列病人需做青霉素过敏试验，但应除外
    A. 没有用过青霉素者　　　　　　　　　　B. 对青霉素过敏者
    C. 在使用过程中更换批号者　　　　　　　D. 停用青霉素三天以上者
    E. 曾经注射过青霉素者

32. 做青霉素过敏试验或首次注射青霉素时应准备
    A. 地塞米松　　　　　B. 肾上腺素，氧气　　　　C. 西地兰
    D. 氨茶碱　　　　　　E. 可待因

33. 配制青霉素溶液应使用
    A. 生理盐水　　　　　B. 复方生理盐水　　　　C. 5%葡萄糖溶液
    D. 10%葡萄糖溶液　　E. 25%葡萄糖溶液

34. 青霉素试敏阴性结果为
    A. 皮丘直径>1cm，周围不红肿，　　　　　B. 皮丘红肿，局部痒感
    C. 皮丘隆起，周围红肿，可有伪足，皮丘直径>1cm　D. 出现休克
    E. 皮丘无改变，周围不红肿，无自觉症状

35. 半合成青霉素或头孢菌素类药物
    A. 用氨苄西林做过敏试验　　　　　B. 用青霉素做过敏试验
    C. 以所用药物做过敏试验　　　　　D. 用头孢菌素做过敏试验
    E. 不需要做过敏试验

36. 过敏性休克的循环系统症状是
    A. 胸闷气急　　　　　B. 面色苍白，出冷汗，发绀
    C. 头晕眼花　　　　　D. 面及四肢麻木　　　E. 抽搐，大小便失禁

37. 链霉素中毒时使用钙剂的目的是
    A. 改善呼吸系统功能　　　B. 改善循环系统功能
    C. 使中毒症状减轻　　　　D. 与肾上腺素配合使用增加药物的协同作用
    E. 中和链霉素的杂质

38. 用过破伤风抗毒素超过____天，如再使用，仍需重做皮内试验
    A. 3天　　　　B. 5天　　　　C. 7天　　　　D. 9天　　　　E. 15天

39. TAT皮内试验的阳性标准是
    A. 皮丘红肿，硬结直径>0.5cm，红晕直径>1cm
    B. 皮丘红肿，硬结直径>0.5cm，红晕直径>2cm
    C. 皮丘红肿，硬结直径>1cm，红晕直径>3cm
    D. 皮丘红肿，硬结直径>1.5cm，红晕直径>4cm

　　E. 皮丘红肿，硬结直径 >2cm，红晕直径 >5cm

40. 碘化物过敏试验，应在造影前

    A. 1～2h 进行　　　　　　　B. 6～12h 进行　　　　　　C. 12～24h 进行

    D. 24～48h 进行　　　　　　E. 72h 进行

41. 舌下含服硝酸甘油吸收迅速，生效快，一般发挥药效的时间是

    A. 0.5～1min　　B. 2～5 min　　C. 6～10 min　　D. 10～15 min　　E. 30 min

42. 氧气雾化吸入时，需调节氧流量为

    A. 1～2L/min　　B. 3～5 L/min　　C. 6～8 L/min　　D. 9～10 L/min　　E. >10 L/min

43. 超声雾化吸入法的特点是雾滴细小，可被吸到

    A. 气管　　　　B. 支气管　　　　C. 细支气管　　　　D. 终末支气管　　　　E. 肺泡

44. 使用超声雾化器时，药量和时间应分别调整为

    A. 药量 5ml，时间 10min　　　　　　B. 药量 10ml，时间 15min

    C. 药量 20ml，时间 20min　　　　　　D. 药量 30ml，时间 20min

    E. 药量 50ml，时间 50min

45. 超声雾化器在使用中应注意使水槽内的水温不超过

    A. 30℃　　　　B. 40℃　　　　C. 50℃　　　　D. 60℃　　　　E. 70℃

46. 连续使用超声雾化器时，应注意间隔

    A. 10 min　　　　B. 20 min　　　　C. 30 min　　　　D. 40 min　　　　E. 50 min

【A₂ 型题】 每一道试题是以一个小病例出现的，其下面都有 A、B、C、D、E 五个 备选答案，请从中选择一个最佳答案。

1. 王女士，30 岁，因尿路感染遵医嘱口服复方磺胺甲基异噁唑（复方新诺明），正确的用药指导是

    A. 药片需研碎后服用　　　　　　　　　　B. 药物需溶解后服用

    C. 服后多饮水　　　　　　D. 睡前服　　　　　　E. 饭前服

2. 医嘱为病人李先生静脉注射 10% 葡萄糖酸钙 10ml 加 25% 葡萄糖 20ml，推注时病人主诉疼痛，护士检查局部发现有肿胀，推时有阻力，抽吸无回血提示

    A. 针头阻塞　　　　　　B. 针头斜面紧贴血管壁　　　　C. 静脉痉挛

    D. 针头斜面一部穿透对侧血管壁　　　　E. 针尖滑出静脉

3. 病人王某，查房时发现病人双目紧闭，痛苦表情，主诉胸前区疼痛，医嘱给予硝酸甘油

    A. 口服　　B. 含服　　C. 皮下注射　　D. 皮内注射　　E. 肌肉注射

4. 病人张某，75 岁，因患便秘，医嘱给予甘油栓，护士给药时为病人安置下列何种体位

    A. 仰卧位　　B. 俯卧位　　C. 截石位　　D. 侧卧位　　E. 膝胸位

5. 病人李某，扁桃体炎，注射青霉素后第十天晚皮肤瘙痒，腹痛。体温 37.8℃，膝关节肿痛，全身淋巴结肿大，考虑病人可能发生

    A. 皮肤过敏反应　　　　　　B. 消化系统过敏反应

    C. 呼吸道过敏反应　　　　　　D. 血清病型过敏反应　　　　　　E. 上述均不是

6. 朱毛毛，2.5 岁，因患中耳炎，需滴入药液，护士在操作时应将其耳廓向哪个方向牵拉

    A. 上后方　　B. 侧后方　　C. 下后方　　D. 左前方　　E. 右前方

7. 李大娘，85 岁，耳中耵聍积存去除后，需滴入耳药，护士应将其耳廓向何方向牵拉

    A. 上后方　　B. 侧后方　　C. 下后方　　D. 左前方　　E. 右前方

8. 护生小王，因患有沙眼，需上眼药，上药膏时应将其挤入

    A. 内眦　　B. 外眦　　C. 上穹窿　　D. 下穹窿　　E. 角膜上

9. 孙某，足部被铁钉扎伤，需注射 TAT，但皮试结果为阳性，此时应如何采取措施
    A. 报告医生，停止医嘱
    B. 将 TAT 逐渐增量，每 20min 一次直至余量注完
    C. 将 TAT 逐渐减量，每 20min 一次直至余量注完
    D. 将 TAT 平分四份，每 20min 一次直至注完
    E. 将 TAT 与抗过敏药同时注射

【A₃ 型题】以下提供了若干个病例，每个病例下设 2～3 个试题，请根据病例所提供的信息，在每道试题下面的 A、B、C、D、E 五个备选答案中选择一个最佳答案。

（1～3 题共用题干）

李小宝，男，出生后 20 天，因患肺部感染入院，医生嘱青霉素肌注，护士刘某考虑其刚出生不久，不存在青霉素接触史，因此未做过敏试验便为其给药

1. 患儿在注射后 5min 出现哭闹，呼吸困难，紫绀，脉细弱，大小便失禁。考虑其出现
    A. 皮肤过敏反应   B. 过敏性休克
    C. 血清病型反应   D. 呼吸道过敏反应
    E. 消化道过敏反应

2. 护士应立刻给予以下何种处理
    A. 给予呼吸兴奋剂   B. 给予地塞米松静脉输液
    C. 给予抗组胺药   D. 给予肾上腺素皮下注射
    E. 纠正酸中毒

3. 该患儿经抢救无效死亡，请问护士错在哪里
    A. 没有正确实施抢救措施   B. 没有准备好抢救用物，错过最佳抢救时间
    C. 抢救速度过慢   D. 没有正确配制青霉素试敏液
    E. 没有进行青霉素过敏试验

（4～6 题共用题干）

护士小李带领实习护生一同执行治疗，她们为病人魏先生准备了 85 单位的胰岛素准备注射，但病人声称药水太多，而自己每次只是注射 10 单位

4. 护士小李此时应该怎么办
    A. 停止注射，记载在护理记录单上
    B. 停止注射   C. 停止注射，查对医嘱
    D. 停止注射，请病人签字负责   E. 不予理睬，继续注射

5. 查对医嘱后证明无误，但病人仍拒绝注射，护士应该
    A. 询问医生   B. 劝说病人用药   C. 强行给药
    D. 停止给药，记载在护理记录单上   E. 请病人家属劝说病人用药

6. 经负责医生证实确为医嘱有误，是值班医生因不熟悉病情而导致开错医嘱，护士操作正确，下列哪项不能保证安全给药
    A. 严格执行医嘱   B. 自主自信地执行医嘱   C. 注意倾听病人反映
    D. 多与病人进行相关问题的有效沟通   E. 不可盲目执行医嘱

（7～9 题共用题干）

张先生，60 岁，因患老慢支合并感染并发哮喘发作，遵医嘱给予氨茶碱 0.25 加 25% 葡萄糖 40ml 静脉注射

7. 氨茶碱的保管要求为
    A. 冰箱保存   B. 置阴凉处   C. 盖紧防潮

D. 远离明火　　　　　　　　E. 药盒内有黑纸遮盖

8. 氨茶碱除静脉注射外，还可以选择其他给药途径

　　A. 口服　　B. 肌肉注射　　C. 皮下注射　　D. 皮内注射　　E. 外用

9. 氨茶碱静脉注射时，应注意

　　A. 不可以推注速度过快　　　　　B. 不可以推注速度过慢

　　C. 不可以分次推注　　　　　　　D. 推注时不可咳嗽

　　E. 推注时停止吸氧

【B 型题】以下提供若干组试题，每组试题共同使用在试题前列出的 A、B、C、D、E 五个备选答案。请从中选择一个与问题关系密切的答案，每个备选答案可能被选择一次、多次或不被选择。

（1~3 题共用备选答案）

　　A. 5°角　　　　B. 20°角　　　　C. 30~40°角　　　　D. 60°角　　　　E. 90°角

1. 肌肉注射进针角度是

2. 皮内注射进针角度是

3. 静脉注射进针角度是

（4~6 题共用备选答案）

　　A. 前臂掌侧下段　　　　　　B. 上臂三角肌下缘　　　　　　C. 臀大肌或臀中、小肌

　　D. 上臂三角肌下缘、腹背部、大腿前外侧　　E. 四肢浅静脉

4. 静脉注射部位是

5. 肌肉注射部位是

6. 皮下注射部位是

（7~9 题共用备选答案）

　　A. 左手拇指固定针栓　　　　　　B. 左手顺势固定注射器

　　C. 右手拇指固定针栓　　　　　　D. 右手顺势垂直固定注射器

　　E. 右手放平并固定注射器

7. 皮内注射时

8. 肌肉注射时

9. 静脉注射时

【X 型题】以下每一道试题下面有 A、B、C、D、E 五个备选答案。请从中选择备选答案中所有正确答案。

1. 剧毒药及麻醉药的保管应注意

　　A. 要有明显标记　　　　　B. 加锁保管　　　　　C. 使用专用登记本

　　D. 列入交班内容　　　　　E. 避开阳光直射

2. 药品在定期检查中，发现的下列哪些问题可影响药品的正常使用

　　A. 没有标签或标签模糊　　　　　　　　B. 药品已过有效期

　　C. 药品出现混浊、沉淀、变色、絮状物

　　D. 药品出现发霉、异味、潮解、　　　　E. 没上出现上述问题

3. 口服药用药指导中，下列哪项是正确的

　　A. 抗生素及磺胺类药必须准时服药

　　B. 磺胺类药和发汗药服后应多饮水

　　C. 强心苷类药服前应先测脉搏

　　D. 对能够使用牙齿染色和有腐蚀作用的药物应使用吸管，服药后漱口

E. 助消化药及刺激胃黏膜的药应饭后服

4. 下列哪些因素会造成静脉注射操作失败

    A. 穿刺角度不佳   B. 血管硬化   C. 推药时固定不良

    D. 药液浓度过高，以致用力过大   E. 血管情况不明

5. 臀中、小肌定位法是

    A. 髂前上棘外侧三横指   B. 髂后上棘外侧三横指

    C. 以示指和中指指尖分别抵住髂前上棘和髂嵴下缘所形成的三角形区域

    D. 髂后上棘与大转子连线的外 1/3 处

    E. 髂后上棘与尾骨连线的外 1/3 处

（二）名词解释

1. 皮内注射法

2. 皮下注射法

3. 肌肉注射法

4. 静脉注射法

5. 吸入给药法

（三）是非题

1. 二岁以下的幼儿不宜采用臀大肌注射。   （   ）

2. 臀大肌注射十字定位法是将臀部肌肉分为四个象限，取外下象限为注射部位。 （   ）

3. 股静脉注射的部位是在腹股沟处股动脉搏动点外侧 0.5cm 处以 45°角进针。（   ）

4. 任何剂型、任何年龄、任何给药方式都可导致青霉素过敏。   （   ）

5. 阴道栓剂的插入要求置入阴道内 10cm，并协助病人平卧 15min 以上。 （   ）

（四）填空题

1. 药物的种类包括_____、_____、_____、_____。

2. 安全给药需要做到的"五准确"是 _____、_____、_____、_____、_____。

3. 吸入给药的目的是_____、_____、_____、_____。

4. 从药物方面考虑可影响药效的因素有_____、_____、_____、_____、_____。

5. 从病人机体方面考虑可以影响药效的因素有_____、_____、_____。

6. 为预防注射时出现交叉感染，要做到一人_____、一人_____、一人_____。

7. 进针后，推药前，应抽动活塞，检查有无回血_____注射必须有回血才可注射，_____注射必须无回血才可注射。

8. 青霉素试验阳性的病人需在其"两单四卡"上标示清楚，并告知其本人和家属。两单是_____、_____。四卡是_____、_____、_____、_____。

9. 可以使用滴药方法的部位有_____、_____、_____等处。

（五）简答题

1. 简述药物保管原则。

2. 简述"三查、八对"的内容。

3. 简述安全给药原则。

4. 简述影响药效的因素。

5. 简述口服药用药指导

6. 简述注射原则。

7. 如何预防青霉素过敏。

8. 给药时如突遇过敏性休克应如何处理？

9. 叙述青霉素试液的配制法。

10. 叙述氨苄西林试液的配制法。

11. 叙述头孢菌素试液的配制法。

12. 叙述链霉素试液的配制法。

13. 叙述破伤风抗毒素试液的配制法。

14. 叙述青霉素过敏反应的临床表现。

15. 叙述细胞色素 C 试液的配制法。

16. 叙述碘过敏试验的方法。

（六）论述题（案例分析题）

1. 你是如何指导病人安全用药的？

2. 如何根据药物的剂型、服用方法和时间正确完成取药、配药和发药操作？

3. 根据所学知识讨论以下案例

病人张某，62 岁，患子宫颈癌做子宫全切术。术前护士为病人做温盐水灌肠时，从药橱找到一个塑料袋装白色结晶颗粒，袋上字迹虽已模糊但"钠"字依稀可见，认为是氯化钠，便取来稀释后给张某灌肠。灌肠毕，病人主诉头晕，护士未加注意。病人直接步行前往厕所，后病人昏倒在厕所里。经抢救无效于 20min 后死亡。医生根据病人的症状和冠心病史考虑死因与心脏病有关。

两天后，护士又为一位 42 岁病人作术前准备，仍用上次的塑料袋装"氯化钠"给病人作了温盐水灌肠，这次病人未及抢救，便死于治疗床上，该病人并无心脏病史。

事后将灌肠余液进行化验，结果为亚硝酸钠。

4. 根据所学知识讨论以下案例

六床产妇产后 5h 尚未排尿而膀胱已较充盈，医嘱给病人注射氨甲酰胆碱 0.25mg。护士从放氨甲酰胆碱的针盒中取药一支，扫视一眼，见有酰胆碱字样，便抽药给病人作了肌肉注射。半小时后，病人主诉胸闷难忍，继而出现呼吸抑制，逐渐陷入缺氧和意识模糊，经抢救仍无好转，于数天后死亡。

事后发现护士从中取药的氨甲酰胆碱针盒内盛放的都是胺酰胆碱针剂；胺酰胆碱是强麻醉剂，引起了呼吸抑制。

5. 根据所学知识讨论以下案例

　　某急性胆囊炎病人，在待手术期间，医嘱给用 GIK 溶液（10% 葡萄糖溶液 1000ml + 胰岛素 20 单位 + 10% 氯化钾 30ml）。护士领来胰岛素一瓶后，看到瓶上醒目地写着 80 单位，计算为瓶中共有药水 10ml，抽四分之一就是 20 单位。于是便用 5ml 注射器抽药 2.5ml 加入了 10% 葡萄糖溶液中。

　　输液中病人突然出现了休克，上级医生查问时再度查看了药瓶标签。见在"80 单位"的大字上方还有一排小字体写着"一 ml 含"，说明 80 单位实为每一 ml 药液的胰岛素含量，因此抽取 2.5ml 的胰岛素，实际剂量为 200 单位，增加了十倍之多，才导致了病人的低血糖休克。

6. 根据所学知识讨论以下案例

　　病人王某因宫腔感染入院治疗，医嘱给用青霉素 960 万单位静脉点滴。治疗护士在给病人作划痕皮肤试验时曾对她做了解释工作，但因当时病人精神萎靡，对护士的发话未置可否。20min 后护士见划痕试验阴性，又准备给作皮内试验。在她拿出注射器时，病人家属神态紧张地问道："你给她打什么针？'护士回答说青霉素皮试。话音刚落，家属便吼道："她不能碰青霉素，上次就为这皮试她差点送了命。"护士连忙去查阅病历，但找不到有关青霉素阳性的记录。

7. 根据所学知识讨论以下案例

　　急性肠炎病人郭某，高热 39℃，医嘱给 5% 葡萄糖氯化钠 1000ml 静脉滴注。护士输液后匆匆离去。1h 后家属来说不滴了。护士检查了进针部位，见有回血，说明针头并无堵塞，便又检查输液管道，当她将管道上方的针头从输液瓶中拔出时却见条状絮丝样物质随上端针头牵拉而出。原来液体中霉菌团块积聚在倒置的瓶口，堵住了针头。幸亏如此，霉菌污染的液体才未全部进入病人体内。

（七）讨论题

1. 回忆自己最感痛苦的一次打针经历。

2. 你理解病人在接受注射给药时的感受吗？请陈述出来自己第一次为人注射时的感受。

3. 分析真实注射操作时自己的心路历程。

4. 在保证正确给药的前提下，如何能够让病人接受护生的给药操作？

5. 以自己知道的真实事件为例，分析注射给药时，病人除了担忧疼痛外，还会有什么样的其他顾虑？

三、实验报告

护理学基础实验报告

实验名称	抽吸药液法		
课程类型	操作练习□	操作考核□	真实操作□
实验时间	年　月　日第　节		教师：
实验要求	熟练掌握抽吸药液法		
操作方法	要点说明		掌握程度（正确度）
1. 核对医嘱	核对医嘱内容		
2. 操作准备	（1）洗手、戴口罩，铺无菌治疗盘 （2）按医嘱备药物及注射器，严格查对药名、药物质量及有效期和包装是否密封		
3. 抽吸药液安瓿	（1）将安瓿尖端药液弹到体部，使药液集中在体部，用砂轮在安瓿颈部划一锯痕，取棉签蘸取消毒液，消毒安瓿颈部并拭去细屑，取无菌纱布块托垫安瓿颈部，左手固定安瓿下部，右手按住安瓿颈部上方，掰开安瓿，放安瓿于注射盘内备用 （2）取出注射器，衔接并固定针头，抽动活塞，检查注射器是否完好 （3）自小安瓿内抽吸药液：右手持注射器，左手示指和中指夹持安瓿，右手将注射器针头斜面放入安瓿内的液面下，左手其余手指持住注射器空筒，右手拇指、示指、中指持活塞柄，抽动活塞，进行吸药，至所需剂量或吸尽药液（图9-4） （4）自大安瓿内抽吸药液：右手持注射器，左手以拇指和示指夹持安瓿，右手将注射器针头斜面放入安瓿内的液面下，左手其余手将注射器靠于大鱼际夹持并握住，右手拇指、示指、中指持活塞柄，抽动活塞，进行吸药，至所需药量或吸尽药液		
密封瓶	（1）除去铝盖中心部位并消毒瓶塞，待干 （2）取出注射器，衔接并固定针头，抽动活塞，检查注射器完好后，注射器内先吸入与欲抽吸药液量相等的空气，左手持小密封瓶（小密封瓶以小安瓿法夹持瓶颈，大密封瓶以大安瓿法夹持瓶颈），右手示指固定针栓（图9-5） （3）将针尖刺过瓶盖中心将空气注入瓶内，倒转药瓶及注射器，垂直立起，使针尖在液面下，稍抽动活塞，吸药入注射器内，待吸至所需量后，右手示指固定针栓，将药瓶及注射器向下，迅速拔出针头		
4. 排除空气	（1）右手示食固定针栓，其余手指持住空筒，左手拇指、示指、中指持住活塞柄，将针头垂直向上（图9-6） （2）轻拉活塞→使针头中的药液回流入注射器内，轻推活塞使注射器内气泡聚焦于乳头根部，再轻推活塞，驱出气体		
5. 保持无菌	排气完毕，将针头套在空安瓿上或针头插入密封瓶内，再次核对后放入无菌盘内备用		
专业能力：	相关知识：10%	操作过程：30%	
方法能力 （合理、逻辑和创新）：	物品种类数量：10%	过程流畅完整：10%	物品清洁：10%
社会能力：	情感体验：10%	学习态度：10%	沟通能力：10%
自我总评：（分数）	评价内容：		
教师总评：（分数）	评价内容：		

护理学基础实验报告

实验名称	皮内注射法		
课程类型	操作练习□	操作考核□	真实操作□
实验时间	年 月 日第 节		教师：
实验要求	熟练掌握皮内注射法		
操作方法	要点说明		掌握程度（正确度）
1. 核对医嘱	核对医嘱内容		
2. 准备用物	（1）洗手、戴口罩，铺无菌治疗盘 （2）按医嘱备药物及注射器，严格查对药名、药物质量及有效期和包装，正确抽吸药液，放入已铺好的无菌治疗盘内备用		
3. 携物至床	（1）核对床号姓名，向病人解释操作操作目的和方法，配合要求及注意事项 （2）如作皮试者，应详细询问用药史、过敏史、家族史		
4. 注射药物	（1）正确选择注射部位，70％乙醇（禁忌碘类消毒剂，以免影响局部反应的观察）消毒注射部位皮肤，待干注药 （2）左手绷紧皮肤，右手平执式持注射器，针头斜面向上与皮肤呈5°角刺入皮内，待针头斜面进入皮内后，左手拇指固定针栓，右手推注药液使局部成一半球状皮丘，皮肤变白，毛孔变大，直径约5~6mm		
5. 拔针观察	注射完毕迅速拔针，嘱其切勿按压、擦拭皮丘，再次核对，记录注射时间		
6. 用物整理	整理操作环境，消毒液洗手，嘱病人不要离开病房，如有不适立即告知医务人员		
7. 结果观察	20min后观察结果，判断皮试结果并记录，告诉病人或家属皮试结果		
专业能力：	相关知识：10％	操作过程：30％	
方法能力 （合理、逻辑和创新）：	物品种类数量：10％	过程流畅完整：10％	物品清洁：10％
社会能力：	情感体验：10％	学习态度：10％	沟通能力：10％
自我总评：（分数）	评价内容：		
教师总评：（分数）	评价内容：		

护理学基础实验报告

实验名称	皮下注射法		
课程类型	操作练习□	操作考核□	真实操作□
实验时间	年 月 日第 节		教师：
实验要求	熟练掌握皮下注射法		
操作方法	要点说明		掌握程度（正确度）
1. 核对医嘱	（1）核对医嘱内容 （2）洗手、戴口罩，铺无菌治疗盘		
2. 准备用物	按医嘱备药物及注射器（1～2ml，4.5～5.5号针头），严格查对药名、药物质量及有效期和包装是否密封，正确抽吸药液，放入已铺好的无菌治疗盘内备用		
3. 查对解释	携用物及药物至床旁，查对及解释，查看注射部位皮肤情况，说明配合要求及注意事项		
4. 注射药物	（1）取合适体位，正确选择注射部位，常规消毒或安尔碘消毒注射皮肤，待干 （2）再次核对药物并排尽空气，左手绷紧局部皮肤（过瘦者捏起皮肤），右手侧握式持注射器，示指固定针栓，针头斜面向上，与皮肤呈30°～40°角，快速将针梗1/2～2/3刺入皮下，松开绷紧皮肤的左手，抽动活塞如无回血，缓慢注入药液 （3）经常注射者，需做好交替更换注射部位的计划，做到最大吸收药量的效果 （4）注射不足1ml的药液时，须用1ml注射器抽吸药液，以保证药物剂量的准确性		
5. 结束拔针	注射完毕，无菌干棉签轻压针刺处，快速拔针，再次核对，观察治疗效果		
6. 用物整理	整理用物，协助病人取舒适体位，整理床单位，消毒液洗手，致谢		
专业能力：	相关知识：10%	操作过程：30%	
方法能力 （合理、逻辑和创新）：	物品种类数量：10%	过程流畅完整：10%	物品清洁：10%
社会能力：	情感体验：10%	学习态度：10%	沟通能力：10%
自我总评：（分数）	评价内容：		
教师总评：（分数）	评价内容：		

护理学基础实验报告

实验名称	肌肉注射法		
课程类型	操作练习□	操作考核□	真实操作□
实验时间	年 月 日第 节	教师：	
实验要求	熟练掌握肌肉注射法		
操作方法	要点说明		掌握程度（正确度）
1. 核对医嘱	（1）核对医嘱内容 （2）洗手、戴口罩，铺无菌治疗盘。		
2. 准备用物	按医嘱备药物及注射器，严格查对药名、药物质量及有效期和包装，正确抽吸药液，放入已铺好的无菌治疗盘内备用		
3. 查对解释	携操作用物及药物至床旁，查对及解释，查看注射部位皮肤情况，说明配合要求及注意事项		
4. 体位部位	（1）取合适体位：侧卧位：上腿伸直，下腿稍弯曲；俯卧位：足尖相对，足跟分开；仰卧位：常用于危重病人及不能翻身的病人；坐位：便于操作，但坐位要稍高 （2）选择注射部位，定位，常规消毒或安尔碘消毒注射皮肤，待干		
5. 注射药物	（1）再次核对药物并排尽空气，左手拇指和示指分开绷紧皮肤，右手以执笔式持注射器，中指固定针栓，针头与皮肤呈90°角 （2）用前臂带动腕力，迅速将针梗2/3刺入肌肉内→松开绷紧皮肤的左手抽动活塞 （3）如无回血，固定针栓，缓慢注入药液		
6. 结束拔针	注射毕，无菌干棉签轻压针刺处，快速拔针，并按压，再次核对		
7. 整理用物	整理操作环境，协助病人取舒适体位，整理床单位，消毒液洗手，致谢		
专业能力：	相关知识：10%	操作过程：30%	
方法能力 （合理、逻辑和创新）：	物品种类数量：10%	过程流畅完整：10%	物品清洁：10%
社会能力：	情感体验：10%	学习态度：10%	沟通能力：10%
自我总评：（分数）	评价内容：		
教师总评：（分数）	评价内容：		

护理学基础实验报告

实验名称	静脉注射法		
课程类型	操作练习□	操作考核□	真实操作□
实验时间	年　月　日第　　节		教师：
实验要求	熟练掌握静脉注射法		
操作方法	要点说明		掌握程度（正确度）
1. 核对医嘱	核对医嘱		
2. 准备用物	（1）洗手、戴口罩，铺无菌治疗盘		
	（2）按医嘱备药物及注射器，严格查对药名、药物质量及有效期和包装，正确抽吸药液，放入已铺好的无菌治疗盘内备用		
3. 查对解释	携操作用物准备及药物至床旁，查对及解释，查看注射部位皮肤情况，说明配合要求及注意事项		
4. 选择静脉	（1）选择粗直、弹性好、易于固定的静脉，避开关节、静脉瓣，穿刺部位下方垫小枕，距穿刺点上约6cm处扎止血带 （2）常规消毒或安尔碘消毒注射皮肤，待干		
5. 穿刺注射	（1）再次核对药物并排气，嘱病人轻握拳，左手拇指绷紧静脉下端皮肤，右手持注射器，针头斜面向上，与皮肤呈约20°角 （2）自静脉上方或侧方刺入皮下，再沿静脉方向潜行入刺入静脉，见回血再进针少许，松开止血带，嘱病人松拳，固定针头，缓慢推药 （3）静脉注射对组织有强烈刺激的药物，应另备一只盛有生理盐水的注射器，注射时先作穿刺，穿刺成功后先注入少量生理盐水，证实针头确在血管内后，再取下注射器（针头留置），调换另一抽有药液的注射器进行推药，以免药液外溢引起组织坏死 （4）注射局部疼痛或肿胀隆起，抽吸无回血，提示针头滑出静脉，应拔出针头，更换部位，重新穿刺		
6. 结束拔针	注射毕，无菌干棉签轻压针刺处，快速拔针，再次核对		
7. 整理用物	整理操作环境，协助病人取舒适体位并询问病人感觉，整理床单位，清理用物，消毒液洗手，致谢		
专业能力：	相关知识：10%	操作过程：30%	
方法能力（合理、逻辑和创新）：	物品种类数量：10%	过程流畅完整：10%	物品清洁：10%
社会能力：	情感体验：10%	学习态度：10%	沟通能力：10%
自我总评：（分数）	评价内容：		
教师总评：（分数）	评价内容：		

护理学基础实验报告

实验名称	各种皮试液的配制		
课程类型	操作练习□	操作考核□	真实操作□
实验时间	年　月　日第　节	教师：	
实验要求	熟练掌握各种皮试液的配制		
操作方法	要点说明		掌握程度（正确度）
1. 核对医嘱	核对医嘱		
2. 查对解释	询问用药史、过敏史和家族史，说明做皮试的作用和重要性，查看注射部位皮肤情况		
3. 准备用物	（1）洗手、戴口罩，铺无菌治疗盘 （2）按医嘱备药物及注射器，严格查对药名、药物质量及有效期和包装，备急救药物		
4. 配皮试液	取含 80 万 u 青霉素一支，除去密封瓶中心部分，常规消毒瓶塞取注射器抽取 4ml 生理盐水，注入 80 万 u 青霉素瓶内，将药液充分溶解后摇匀（此时 1ml 内含青霉素 20 万 u）取 1ml 注射器抽吸青霉素稀释液 0.1ml，加抽生理盐水至 1ml 摇匀（此时 1ml 内含青霉素 2 万 u）推出 0.9ml→再抽吸生理盐水至 1ml 摇匀（此时 1ml 内含青霉素 2000u）推出 0.75ml→再抽吸抽生理盐水至 1ml 摇匀（此时 1ml 内含青霉素 500u），为皮试液所需浓度，放入无菌治疗盘内备用		
5. 拔针观察	注射完毕迅速拔针，嘱其切勿按压、擦拭皮丘，再次核对，记录注射时间		
6. 环境整理	整理操作准备环境准备病人准备用物准备，消毒液洗手，嘱病人不要离开病房，如有不适立即告知医务人员		
7. 结果观察	（1）20 分钟后二人观察结果，判断皮试结果并记录，告诉病人或家属皮试结果 （2）若需要作对照试验，应在另一侧前臂相同部位，注入相同量生理盐水，20 分钟后作对照		
8. 结果判断	阴性：皮丘无改变，周围不红肿，无自觉症状		
专业能力：	相关知识：10%	操作过程：30%	
方法能力 （合理、逻辑和创新）：	物品种类数量：10%	过程流畅完整：10%	物品清洁：10%
社会能力：	情感体验：10%	学习态度：10%	沟通能力：10%
自我总评：（分数）	评价内容：		
教师总评：（分数）	评价内容：		

（周意丹　关淑君）

第十章　静脉输液与输血法

一、双核要求

第十章　静脉输液与输血法	第一节静脉输液法	一、静脉输液的目的	理解
		二、常用溶液及作用	掌握
		三、静脉输液法	掌握
		四、输液故障排除法	掌握
		五、输液反应与护理	掌握
	第二节静脉输血法	一、静脉输血的目的	掌握
		二、血液及血制品的种类	理解
		三、静脉输血法	掌握
		四、输血反应与护理	掌握
		实践39：静脉输液法	熟练掌握
		实践40：静脉输血法	学会

二、练习题集

（一）选择题

【A₁型题】每一试题下面有 A、B、C、D、E 五个备选答案，请从中选择一个最佳答案。

1. 输入甘露醇的目的是
   A. 补充热量　　　　　　B. 补充电解质　　　　　C. 利尿脱水
   D. 维持酸碱平衡　　　　E. 增加血浆胶体渗透压

2. 下列溶液中不属于晶体溶液的是
   A. 10% 葡萄糖溶液　　　　　　B. 0.9% 生理盐水
   C. 低分子右旋糖酐　　　　　　D. 林格氏液　　　　　E. 20% 甘露醇

3. 静脉输液的原理是
   A. 空吸作用　　　　　　B. 虹吸作用　　　　　　C. 负压作用
   D. 液体静压作用　　　　E. 正压作用

4. 静脉输液时速度一般是
   A. 成人 20～40 滴/min，儿童 15～30 滴/min
   B. 成人 40～60 滴/min，儿童 15～30 滴/min
   C. 成人 40～60 滴/min，儿童 20～40 滴/min
   D. 成人 60～80 滴/min，儿童 20～40 滴/min
   E. 成人 80～100 滴/min，儿童 40～60 滴/min

5. 病人静滴 20% 的甘露醇 250mL，要求在 29min 内滴完，每分钟滴数是

    A. 100 滴　　　　B. 120 滴　　　　C. 130 滴　　　　D. 150 滴　　　　E. 180 滴

6. 输入下列哪种溶液速度宜慢

    A. 0.9% 氯化钠溶液　　　　　　B. 升压药　　　　C. 抗生素

    D. 低分子右旋糖酐　　　　　　　E. 5% 葡萄糖溶液

7. 小儿头皮静脉的特点，下列哪项是错误的

    A. 外观微蓝色　　　　　　　B. 无搏动　　　　　　C. 管壁薄，易被压瘪

    D. 不易滑动，便于固定　　　　　　　　E. 血流方向是离心运动

8. 小儿头皮静脉输液如误入动脉，局部可出现

    A. 苍白、水肿　　　　　　　B. 无变　　　　　　　C. 呈树枝分布状苍白

    D. 呈条索状红线　　　　　E. 充血、发绀

9. 颈外静脉穿刺定位正确的是

    A. 下颌角与锁骨上缘中点联线的上 2/3 处

    B. 下颌角与锁骨上缘中点联线的上 1/3 处

    C. 下颌角与锁骨上缘中点联线的下 1/3 处

    D. 下颌角与锁骨下缘中点联线的上 1/3 处

    E. 下颌角与锁骨下缘中点联线的下 1/3 处

10. 静脉留置针输液中，下列哪项错误

    A. 保持有留置针的肢体下垂　　　　B. 留置针一般可保留 3~5 天

    C. 暂停输液时用 2~5ml 封管液　　　D. 发现异常及时拔除留置导管

    E. 正压封管

11. 输液使用静脉留置针，如发现留置管内有回血的处理方法

    A. 立即拔出针头　　　　　B. 立即用肝素稀释液冲注

    C. 更换留置针　　　　　　D. 并更换敷贴　　　　　E. 苯扎溴铵酊棉球消毒

12. 静脉输液中如果茂菲氏滴管内液面自行下降，是因为

    A. 针头太大　　　　　　　　B. 针栓与接管处漏水

    C. 下段橡胶管太长　　　　　D. 茂菲氏滴管与上段管有漏气或裂隙

    E. 茂菲氏滴管与下段管有漏气或裂隙

13. 输液时发生静脉痉挛致溶液不滴时应

    A. 更换肢体位置　　　　　B. 减慢输液速度　　　　　C. 加压输液

    D. 降低输液瓶位置　　　　E. 局部热敷

14. 输液时发生针头阻塞致溶液不滴，正确的处理方法是

    A. 重新穿刺　　　　　　　B. 溶液冲注针头　　　　　C. 挤压导管

    D. 加压输液　　　　　　　E. 升高输液瓶位置

15. 输液时液体滴入不畅，检查发现注射部位无肿胀、疼痛、挤压输液管有回血，其原因是

    A. 针头滑出血管外　　　　　B. 针头斜面紧贴血管壁

    C. 针尖斜面一半在血管内，一半在外

    D. 针梗完全阻塞

E. 针梗不完全阻塞

16. 最常见的输液反应是

    A. 发热反应　　　　　　　B. 循环负荷过重　　　　　　C. 静脉炎

    D. 空气栓塞　　　　　　　E. 过敏反应

17. 输液中发热反应常见的原因是

    A. 输入的液体过多　　　　B. 输入时间过长　　　　　　C. 输入速度过快

    D. 输入浓度高、刺激性强的药物　　　　E. 输入致热物质

18. 静脉输液时病人出现肺水肿的主要原因是

    A. 心肺功能不良　　　　　B. 输入晶体液过多　　　　　C. 钠潴溜

    D. 循环血容量急剧减　　　E. 短时间内输入过多液体

19. 急性肺水肿病人吸氧时，用20%～30%乙醇湿化氧气的目的是

    A. 减少肺毛细血管渗液　　　　　　　　　　　B. 使肺毛细血管扩张

    C. 降低肺泡内泡沫的表面张力　　　　　　　　D. 消毒氧气

    E. 避免呼吸道黏膜被干燥气体刺激

20. 输液时，为了预防静脉炎的发生应

    A. 输液速度不要过快　　　B. 液量不可过多　　　　　　C. 注意更换部位

    D. 严格无菌操作，减少对血管的刺激　　　E. 输液前使用抗组胺类药物

21. 静脉输液引起静脉炎，局部热敷可用

    A. 0.9%氯化钠　　　　　　B. 20%～30%乙醇　　　　C. 95%乙醇

    D. 1%普鲁卡因　　　　　　E. 10%葡萄糖酸钙

22. 静脉输液进入大量空气时，容易栓塞的部位是

    A. 肺静脉入口　　　　　　B. 肺动脉入口　　　　　　　C. 上腔静脉入口

    D. 下腔静脉入口　　　　　E. 主动脉入口

23. 输血目的不包括

    A. 补充水和电解质，维持酸碱平衡　　　B. 补充血容量，增加心排血量

    C. 增加血红蛋白，促进携氧功　　　　　D. 增加白蛋白，用于纠正低蛋白血症

    E. 供给各种凝血因子和血小板

24. 保存库血适宜的温度和时间是

    A. 0℃，2～3周　　　　　　B. 2℃，2周　　　　　　　C. 4℃，2～3周

    D. 6℃，2周　　　　　　　E. 6℃，3周

25. 检查库血时，哪项提示有溶血的可能

    A. 血液分为两层　　　　　　　　B. 上、下层之间界限清

    C. 上层血浆呈黄色　　　　　　　D. 下层血细胞呈暗紫色　　　E. 无凝块

26. 关于输血操作，下列哪项错误

    A. 作血型鉴定和交叉配血试验　　　B. 勿剧烈震荡血液

    C. 须两人进行"三查八对"　　　　　D. 库存血可在阳光下放置15～30min后再输入

    E. 输血前，应静脉滴注生理盐水

27. 最严重的输血反应是

    A. 枸橼酸钠毒性反应　　　B. 急性肺水肿　　　　　　　C. 疾病感染

D. 过敏反应　　　　　　　E. 溶血反应

28. 输血引起过敏反应的症状，下列哪项错误

    A. 荨麻疹　　　　　　　B. 口唇、喉头水肿　　　　　C. 四肢麻木

    D. 两肺闻及哮鸣音　　　E. 呼吸困难甚至休克

29. Rh 阴性者第二次输入 Rh 阳性血液可引起

    A. 肺水肿　　　　　　　B. 溶血反应　　　　　　　　C. 过敏反应

    D. 发热反应　　　　　　E. 中毒反应

30. 溶血反应时尿液呈酱油色，因为尿中含有

    A. 红细胞　　　B. 白细胞　　　C. 血红蛋白　　　D. 胆红素　　　E. 淋巴细胞

31. 预防溶血反应的措施包括

    A. 严格执行无菌操作　　　　　　B. 输血前肌注异丙嗪

    C. 做好血液质量检查　　　　　　D. 输血前静注 10% 葡萄糖酸钙

    E. 输血前静注地塞米松

32. 输入库血 1000ml 以上，应补充

    A. 钾　　　　　B. 钙　　　　　C. 钠　　　　　D. 镁　　　　　E. 铜

33. 在为病人输入大量库存血后易导致出血倾向的发病机制是

    A. 血中血小板破坏　　　　　B. 血钙增高　　　　　C. pH 值下降

    D. 钾离子浓度增高　　　　　E. 离子浓度降低

34. 大量输血后出现输血反应症状，下列哪项错误

    A. 皮肤出血　　　B. 伤口渗血　　　C. 手足抽搐　　　D. 脉搏短绌

    E. 血压下降

【A₂ 型题】每一道试题是以一个小病例出现的，其下面都有 A、B、C、D、E 五个 备选答案，请从中选择一个最佳答案。

1. 病人，男性，42 岁。输液 1000ml，每分钟 50 滴，所用输液器滴系数为 15，从上午 8 时 20 分开始，估计何时滴完

    A. 上午 11 时 20 分　　　B. 中午 12 时　　　　　C. 下午 1 时 20 分

    D. 下午 2 时 20 分　　　　E. 下午 3 时

2. 病人，男性，19 岁。因再生障碍性贫血须长时间静脉输入抗胸腺细胞球蛋白治疗。 为合理使用静脉，护士在选择血管时应注意

    A. 先上后下　　　　　　　B. 先粗大后细小　　　　　C. 先细直后弯曲

    D. 由远心端到近心端　　　E. 由近心端到远心端

3. 张女士，34 岁，因肺炎给予红霉素静脉滴注，用药 4 天后，注射部位红、肿、热、 痛，沿静脉走向出现条索状红线，下列护理措施错误的是

    A. 硫酸镁湿敷　　　　　　B. 经常更换输液部位　　　C. 局部超短波理疗

    D. 遵医嘱给抗生素　　　　E. 患肢放低并制动

4. 病人，女性，30 岁。上午 8 时开始输液 2000ml，预计下午 4 时输完，所用输液器滴 系数为 15，应调节滴速为每 min

    A. 30 滴　　　　　B. 40 滴　　　　　C. 50 滴　　　　　D. 60 滴　　　　　E. 70 滴

5. 病人，男性，50 岁。输液时主诉胸部不适，随后出现呼吸困难，严重发绀，听诊心

前区可闻及响亮的、持续的"水泡声"，应考虑是

    A. 过敏性休克   B. 心力衰竭   C. 急性肺水肿

    D. 空气栓塞   E. 枸橼酸钠中毒反应

6. 病人，女性，25 岁。输血时病人出现过敏反应，下列处理措施哪项错误

    A. 轻者减慢输血速度   B. 严重者立即停止输血

    C. 给予抗过敏药物   D. 呼吸困难者给予吸氧

    E. 氯化钙注射

7. 病人，女性，36 岁。因再生障碍性贫血入院，血红蛋白 5g/dL，软弱无力，须输入

    A. 白蛋白   B. 新鲜血   C. 血浆   D. 库存血   E. 红细胞

【A$_3$ 型题】以下提供了若干个病例，每个病例下设 2~3 个试题，请根据病例所提供的信息，在每道试题下面的 A、B、C、D、E 五个备选答案中选择一个最佳答案。

(1~3 题共用题干)

病人，男性，70 岁。因支气管哮喘急性发作入院治疗，经静脉输入药物 2 天后病情缓解。今天输液 1h 后，突然面色苍白，呼吸困难，气促，咳嗽加重，咯血性泡沫样痰。

1. 你考虑病人是

    A. 哮喘再次发作   B. 循环负荷过重   C. 对药物过敏

    D. 静脉空气栓塞   E. 输液浓度过高

2. 你应立即给病人安置的体位是

    A. 平卧位   B. 左侧卧位   C. 端坐位

    D. 头高足低位   E. 头低足高位

3. 处理措施中哪项错误

    A. 停止输液   B. 氧气吸入   C. 可使用镇静剂

    D. 给予缩血管药物   E. 必要时四肢轮扎

(4~6 题共用题干)

病人，女性，32 岁。因宫外孕破裂入院。体检：面色苍白、脉搏 140 次/分、血压 60/40mmHg，急需大量输血。

4. 病人输血的目的是

    A. 补充血容量   B. 增加血红蛋白   C. 补充凝血因子

    D. 补充抗体   E. 增加白蛋白

5. 输血前的准备哪项错误

    A. 作血型鉴定和交叉配血试验   B. 核对姓名、血型、配血结果

    C. 血瓶勿剧烈震荡   D. 先输等渗盐水后输血

    E. 血液过冷可适当加温

6. 4 天后，病人在输液中突然出现寒战，体温 39.5℃，伴有头痛、恶心等症状。清判断可能出现

    A. 循环负荷过重   B. 发热反应   C. 过敏反应

    D. 急性心力衰竭   E. 休克加重

【B 型题】以下提供若干组试题，每组试题共同使用在试题前列出的 A、B、C、D、E 五个备选答案。请从中选择一个与问题关系密切的答案，每个备选答案可能被选择一次、

多次或不被选择。

（1～3题共用备选答案）

    A. 供给电解质　　　　　　　B. 调节酸碱平衡　　　　　C. 改善微循环

    D. 扩充血容量　　　　　　　E. 增加胶体渗透压

1. 中分子右旋糖酐的作用

2. 5%碳酸氢钠溶液

3. 5%葡萄糖氯化钠溶液

（4～5题共用备选答案）

    A. 新鲜血　　　B. 库存血　　　C. 新鲜血浆　　　D. 冰冻血浆　　　E. 红细胞

4. 血液病病人应输入

5. 在使用前应放在37℃温水中融化的是

（6～7题共用备选答案）

    A. 发热反应　　　　　　　　B. 循环负荷过重反应　　　C. 静脉炎

    D. 空气栓塞　　　　　　　　E. 过敏反应

6. 与长期输入高浓度、刺激性较强的药液有关

7. 与大量空气经静脉输液管进入血液循环有关

【X型题】以下每一道试题下面有A、B、C、D、E五个备选答案。请从中选择备选答案中所有正确答案。

1. 输液速度宜慢的病人有

    A. 严重脱水病人　　　　　　B. 年老体弱　　　　　　　C. 发热病人

    D. 婴幼儿　　　　　　　　　E. 患心肺疾病的病人

2. 静脉输血可传染的疾病有

    A. 病毒性肝炎　　　　　　　B. 伤寒　　　　　　　　　C. 疟疾

    D. 艾滋病　　　　　　　　　E. 肺炎

3. 输液微粒的危害有

    A. 出血倾向　　　　　　　　B. 血管栓塞　　　　　　　C. 溶血反应

    D. 组织缺血、缺氧　　　　　E. 静脉炎

（二）名词解释

1. 静脉输液

2. 静脉输血

3. 溶血反应

4. 回收式自体输血

5. 空气栓塞

6. 循环负荷过重

7. 大量输血后反应

8. 过敏反应

9. 发热反应

（三）是非题

1. 连续输液 24h 以上者，应每天更换头皮针头。 （   ）
2. 血浆成分是血浆蛋白，不含血细胞和凝集原，输用时无需做血型鉴定和交叉配血试验。
（   ）
3. 输液过程中，遇针头阻塞应及时挤压橡胶管，以排出故障。 （   ）

（四）填空题

1. 输液速度根据_____、_____、_____调节，一般成人_____滴/min，儿童_____滴/min。
2. 输液发生静脉炎时，患肢抬高并制动，局部用_____或_____热湿敷。
3. 静脉输液常见的反应有_____、_____、_____、_____。
4. 静脉输液致常见的故障有_____、_____、_____、_____。
5. 输入库血 1000ml 以上，应静脉注射_____；当大量使用保存期长的库血时，易发生_____。
6. 静脉输血常见的反应有_____、_____、_____、_____。
7. 直接输血时，为防止凝血，须在 50ml 注射器中加入_____% 枸橼酸钠_____毫升。

（五）简答题

1. 静脉输液的目的有哪些？

2. 静脉输液的适应证是什么？

3. 静脉输液滴速如何调节？

4. 静脉输液时怎样选择血管能一次穿刺成功？

5. 输液发热反应的预防方法有哪些？

6. 如何鉴别小儿头皮静脉和动脉？

7. 静脉留置针输液术的操作关键要点？

8. 输血时三查八对的内容是什么？

9. 大量输血后的反应有哪些？

10. 输血常用的血制品的种类有哪些？

11. 哪些原因可引起血管内溶血？

12. 如何防治因输血引起的过敏反应？

13. 新鲜血和库存血的区别是什么？

（六）问答题

1. 叙述静脉输液溶液不滴的原因及处理方法？

2. 病人欲输液 1000 ml，滴速 60gtt/min，90 min 后改为 40gtt/min，问该病人何时能将全部液体输完（按输液系数为 15 滴计算）？

3. 输液或输血时出现空气栓塞，应立即为病人安置何种卧位？为什么？

4. 静脉输液时应注意的要点是什么？

5. 叙述输血溶血反应的症状及引起原因？

（七）病案分析题

1. 张某，男，37 岁，因腹泻、呕吐一天，诊断为急性胃肠炎而门诊留观。上午 9 时给 5% 葡萄糖盐水加庆大霉素 16 万 u 并加 10% 氯化钾 10ml 静脉滴注，点滴 30min 后，病人发冷，寒战，体温 38.7℃，请分析病人可能发生了什么情况？如何护理？

2. 病人杨某，女，28 岁，因工伤急诊入院，初步诊断为：左下肢股骨开放性骨折，失血性休克。体检：血压 9.33/6.00kPa（70/45mmHg），心率 120 次/min，脉搏细弱，神志清楚，表情淡漠，四肢湿冷。医嘱：立即输血 200ml，请问：

（1）输血前需做哪些准备工作？

（2）当输入 20ml 血液时，病人出现畏寒、胸闷、背酸痛、四肢麻木等症状。可能发生了哪种输血反应？应立即采取哪些护理措施？

三、实验报告

护理学基础实验报告

实验名称	静脉输液法		
课程类型	操作练习□	操作考核□	真实操作□
实验时间	年 月 日第 节		教师：
实验要求	熟练掌握静脉输液法		
操作方法	要点说明		掌握程度（正确度）
1. 着装合格	(1) 衣、帽、口罩、鞋整洁 (2) 指甲、配饰符合要求、洗手、戴口罩		
2. 用物准备	(1) 用物齐全，密闭式输液器一套 (2) 注射盘另加开瓶器、小垫枕、止血带胶布（输液贴）、输液卡、瓶套、锐器回收器、小夹板和绷带（必要时准备）、药液（按医嘱准备） (3) 输液架、笔、有秒针的表		
3. 核对医嘱	(1) 查对医嘱或注射本、核对 (2) 检查药物名称、剂量、有效期、瓶口有无松动，瓶身有无裂缝，药液有无变质，将瓶上下摇动几次，对光检查药液有无浑浊、沉淀、絮状物等		
4. 压盖消毒	套好网罩，密封瓶或安瓿压盖，常规消毒		
5. 查输液器	检查输液器的包装有无破损，是否过期（包括注射器）		
6. 抽药正确	持针手法正确，无污染		
7. 正确拿镊	不甩不靠，手不进桶，头端不上翘		
8. 蘸液夹棉	不挑，不扔，看准夹取，不污染镊尖，棉签的一半		
9. 正确插管	手在输液针头平台下方，头皮针无掉出		
10. 挂瓶排气	(1) 拿稳头皮针柄，同时保持滴管倒置，液面适当时倒转 (2) 一排液体至圆壶处，一次排气成功，挂好，护针帽不准脱落		
11. 排尿备贴	嘱病人排尿，准备输液贴，置合适处		
12. 选择血管	手足四肢浅静脉，血管充盈，走向直，有成功把握		
13. 扎止血带	穿刺点上方6cm，带头向上，反折部小，易于松解		
14. 消毒正确	二根棉签，消毒液种类、面积，无空隙，直径>5cm		
15. 二次排气	直接放出一滴药		
16. 再次核对	二查：您是××吧，现在我要为您注射××了		
17. 绷紧皮肤	左手在消毒部分下方固定血管		
18. 垂直持针	右手拇、食指拿住针柄，针尖斜面向上，20℃		
19. 穿刺进针	动作迅速，20℃角平行刺入、深度适宜		
20. 三松固定	见回血松止血带、止水夹、松拳，放平针柄，按住		
21. 固定针柄	三条胶布固定，整齐美观，稳固防脱		

22. 调节滴数	（1）记录输液卡根据药物的性质、病人的病情、年龄以及心肺功能状况调节输液速度，一般成人 40～60gtt/min，儿童 20～40gtt/min （2）对心、肺、肾功能不良者，老年体弱者，婴幼儿以及输入刺激性较强的药物、含钾药物、高渗性药物或血管活性药物等，应减慢滴速 （3）对严重脱水、血容量不足，心肺功能良输液速度可适当加快		
23. 三次核对	××，没有不舒服的感觉吧，我已为您调好滴速，请不要自行调节，谢谢您的配合，再见		
24. 记录巡视	在输液卡上记录输液的时间、药物滴速、病人情况，并签名，挂于输液架上		
27. 整理用物	整理病床，病人体位舒适，正确处理输液器及针头		
专业能力：	相关知识：10%	操作过程：30%	
方法能力（合理、逻辑和创新）：	物品种类数量：10%	过程流畅完整：10%	物品清洁：10%
社会能力：	情感体验：10%	学习态度：10%	沟通能力：10%
自我总评：（分数）	评价内容：		
教师总评：（分数）	评价内容：		

护理学基础实验报告

实验名称	静脉留置针输液术		
课程类型	操作练习□	操作考核□	真实操作□
实验时间	年　月　日第　　节		教师：
实验要求	学会静脉留置针输液术		
操作方法	要点说明		掌握程度（正确度）
1. 着装合格	（1）衣、帽、口罩、鞋整洁 （2）指甲、配饰符合要求、洗手、戴口罩		
2. 用物准备	（1）用物齐全，密闭式输液器一套 （2）注射盘另加开瓶器、小垫枕、止血带胶布（输液贴）、输液卡、瓶套、小夹板和绷带（必要时准备）、药液（按医嘱准备） （3）输液架、笔、有秒针的表		
3. 核对医嘱	（1）查对医嘱或注射本、核对 （2）检查药物名称、剂量、有效期、瓶口有无松动，瓶身有无裂缝，药液有无变质，将瓶上下摇动几次，对光检查药液有无浑浊、沉淀、絮状物等		
4. 压盖消毒	套好网罩，密封瓶或安瓿压盖，常规消毒		
5. 查输液器	检查输液器的包装有无破损，是否过期（包括注射器）		
6. 抽药正确	持针手法正确，无污染		

7. 正确拿镊	不甩不靠，手不进桶，头端不上翘	
8. 蘸液夹棉	不挑，不扔，看准夹取，不污染镊尖，棉签的一半	
9. 正确插管	手在输液针头平台下方，头皮针无掉出	
10. 挂瓶排气	拿稳头皮针柄，同时保持滴管倒置，液面适当时倒转，一排液体至圆壶处，一次排气成功，挂好，护针帽不准脱落	
11. 排尿备贴	嘱病人排尿，准备输液帖，置合适处	
12. 选择血管	手足四肢浅静脉，血管充盈，走向直，有成功把握	
13. 扎止血带	穿刺点上方 8~10cm，带头向上，反折部小，易于松解	
14. 备留置针	检查静脉留置针包装（失效期）日期、包装是否完好及型号是否合格正确打开	
15. 二次排气	戴无菌手套，取出静脉留置针，将输液器上的针头插入留置针的肝素帽内，排尽头皮式套管针内的空气	
16. 再次核对	二查：您是××吧，现在我要为您注射××了	
17. 绷紧皮肤	左手绷紧皮肤，右手拇指与示指握住留置回血室两侧	
18. 持针观察	使针尖斜面向上与皮肤 15°~30° 进针，同时观察回血室部见回血	
19. 穿刺进针	（1）再调整穿刺角度为10°左右，顺静脉走向将留置针推进0.5~1cm （2）右手握住留置针回血室部，使针芯固定，以针芯为支撑，左手将外套管全部送入静脉内，消除套管与针芯的粘连 （3）使静脉恢复通畅，可放置小纱布于针座下，以左手环指（或小指）按压导管尖端处静脉，抽出针芯，右手取肝素帽迅速插入导管内，动作轻稳、熟练，避免导管口溢血 （4）药液顺利滴入	
20. 三松固定	（1）松止血带、止水夹、松拳 （2）用输液固定贴膜固定留置，避免穿刺点及周围被污染 （3）注明套管日期、时间、胶布固定留置针管	
21. 调节滴数	（1）记录输液卡根据药物的性质、病人的病情、年龄以及心肺肾功能状况调节输液速度，一般成人 40~60gtt/min，儿童 20~40gtt/min （2）对心、肺、肾功能不良者，老年体弱者，婴幼儿以及输入刺激性较强的药物、含钾药物、高渗性药物或血管活性药物等，应减慢滴速 （3）对严重脱水、血容量不足，心肺功能良好者输液速度可适当加快	
22. 三次核对	××，没有不舒服的感觉吧，我已为您调好滴速，请不要自行调节，谢谢您的配合，再见	

23. 记录巡视	(1) 在输液卡上记录输液的时间、药物滴速、病人情况，并签名，挂于输液架上 (2) 在使用留置针的过程中，经常巡视穿刺部位，及时发现早期并发症 (3) 注意保护有留置针的肢体，尽量避免肢体下垂，以防血液回流阻塞 (4) 留置针一般可保留 3~5 天			
24. 暂停封管	(1) 暂停输液时，先拔出部分静脉输液针，仅剩针尖斜面在肝素帽内，缓慢推注 2~5ml 封管液（用稀释肝素溶液：每毫升生理盐水 10~100u），使导管及肝素帽充满 (2) 剩下 0.5~1 ml 后并以边推注边拔针的方法拔出输液针头，边推注边拔针可确保正压封管，避免空气进入			
25. 再次输液	(1) 再次输液时，常规消毒肝素帽的橡胶塞，先推注 5~10ml 生理盐水冲管，再将静脉输液针插入肝素帽内。 (2) 每次输液前后检查穿刺部位及静脉走向有无红、肿、热、痛及静脉硬化，询问病人有无不适，发现异常及时拔除导管			
26. 拔管按压	停止输液时，先撕下小胶布，再揭开输液固定贴膜，将无菌棉签置于穿刺点前方，迅速拔出套管针，按压			
27. 整理用物	整理病床，病人体位舒适，正确处理输液器及针头			
专业能力：	相关知识：10%		操作过程：30%	
方法能力 （合理、逻辑和创新）：	物品种类数量：10%	过程流畅完整：10%		物品清洁：10%
社会能力：	情感体验：10%	学习态度：10%		沟通能力：10%
自我总评：（分数）	评价内容：			
教师总评：（分数）	评价内容：			

（冉国英　邱娟）

第十一章 冷热疗技术

一、双核要求

第十一章 冷热疗技术	第一节 冷疗法	一、冷疗的作用	理解
		二、影响冷疗的因素	理解
		三、冷疗法禁忌证	掌握
		四、冷疗法	掌握
	第二节 热疗法	一、热疗的作用	理解
		二、影响热疗的因素	理解
		三、热疗法禁忌证	掌握
		四、热疗法	掌握
	实践41：冷热疗法		熟练掌握

二、练习题集

（一）选择题

【A₁型题】每一试题下面有 A、B、C、D、E 五个备选答案，请从中选择一个最佳答案。

1. 禁用冷疗的疾病是
   A. 鼻出血　　　B. 中暑　　　C. 牙疼　　　D. 烫伤　　　E. 慢性炎症

2. 禁忌冷疗的部位不包括
   A. 心前区　　B. 枕后、耳廓　　　C. 腹部　　　D. 腘窝　　　E. 足底

3. 用冰帽或冰槽降温时，病人肛温应控制在
   A. 23℃～27℃　　　　　B. 27℃～30℃　　　　　C. 30℃～33℃
   D. 33℃～35℃　　　　　E. 35℃～37℃

4. 急性软组织挫伤病人，局部肿胀、剧痛，可采用的方法
   A. 热敷　　　　　　　B. 冷敷　　　　　　　C. 按摩
   D. 加压绷带固定患处　　E. 局部浸泡法

5. 酒精擦浴前置冰袋于病人头部的目的是
   A. 防止体温继续上升　　B. 使病人感到舒适　　　C. 防止心律失常
   D. 减轻头部充血　　　　E. 防止脑水肿

6. 影响热疗的因素有哪些
   A. 用热方式　　B. 用热时间　　C. 用热温度
   D. 用热面积　　E. 以上都是

7. 为病人进行热疗时，下列说法正确的是
   A. 红外线烤灯灯头距治疗部位约30～50cm

    B. 麻醉未清醒的病人应用热水袋的温度为 50℃ ~ 60℃

    C. 温水坐浴时水温为 50℃ ~ 60℃

    D. 湿热敷水温为 60℃ ~ 70℃

    E. 局部浸泡时水温为 50℃

8. 有伤口的部位做湿热敷，最应该注意的是

    A. 严格无菌操作   B. 局部涂凡士林   C. 适宜的温度

    D. 拧干敷布   E. 每 3 ~ 5min 更换

9. 不宜热水坐浴的病人是

    A. 痔疮手术后   B. 急性盆腔炎   C. 肛门部充血

    D. 肛裂感染   E. 外阴部炎症

【A₂ 型题】 每一道试题是以一个小病例出现的，其下面都有 A、B、C、D、E 五个 备选答案，请从中选择一个最佳答案。

10. 某患儿，9 岁，扁桃体切除术后伤口局部有少量出血，可在颌下

    A. 放置热水袋   B. 放置冰囊   C. 用乙醇纱布湿敷

    D. 进行红外线照射   E. 用 50% 硫酸镁进行湿热敷

11. 病人，女性，69 岁，突然面色苍白，大汗淋漓，腹疼难忍，护士不应采取的措施是

    A. 询问病史   B. 通知医生   C. 观察生命体征

    D. 给热水袋缓解疼痛   E. 安慰病人

【A₃ 型题】 以下提供了若干个病例，每个病例下设 2 ~ 3 个试题，请根据病例所提供的信息，在每道试题下面的 A、B、C、D、E 五个备选答案中选择一个最佳答案。

(1 ~ 3 题共用题干)

病人，女性，30 岁，因产后高热出现面部潮红，呼吸急促，脉搏快速，T：40℃，遵医嘱用冰袋降温。

1. 冰袋放置部位不妥的是

    A. 头顶部   B. 前额   C. 腋下   D. 腹股沟   E. 足底

2. 因该部位用冷后可反射性引起

    A. 冻伤   B. 皮下出血   C. 一过性冠状动脉收缩

    D. 血管扩张   E. 末梢血管扩张

3. 当病人体温降至多少度以下，可取下冰袋

    A. 35℃   B. 36℃   C. 37℃   D. 38℃   E. 39℃

(二) 名词解释

1. 冷疗法

2. 热疗法

(三) 是非题

应用冰槽行低温疗法时，应随时观察体温，保持肛温在 30℃ 左右。   (   )

（四）填空题

1. 热水袋常用温度为 _____℃；老年、婴幼儿、昏迷病人、感觉麻痹者水温 _____℃；热水坐浴的水温为 _____℃；温水擦浴的水温为 _____℃。

2. 面部危险三角区感染化脓用热敷可促使 _____，造成 _____ 和 _____；诊断不明的急腹症病人用热有引发 _____ 的危险，从而延误 _____。

（五）简答题

1. 冷疗法的禁忌证是什么？

2. 热疗法的禁忌证是什么？

3. 冷、热疗的过程中，应如何防止冻伤和烫伤的发生？

（六）问答题

冷疗和热疗对炎症的作用有什么不同？为什么？

（七）病案分析题

李某，男 11 岁，因放学后打篮球扭伤了脚，疼痛难忍，回到家后其母亲立刻嘱咐用热水泡脚。请问这种作法对吗？为什么？你认为该如何处理？

（冉国英）

第十二章　标本采集

一、双核要求

第十二章　标本采集	第一节　标本采集的意义和原则	一、标本采集的意义 二、标本采集的原则	了解 掌握
	第二节　各种标本采集法	一、血标本采集法	掌握
		二、尿标本采集法	掌握
		三、便标本采集法	掌握
		四、痰标本采集法	掌握
		五、咽拭子标本采集法	了解
		六、呕吐物标本采集法	了解
		七、特殊标本采集法	了解
		实践42：各种标本采集法	学会

二、练习题集

（一）选择题

【A₁型题】每一试题下面有 A、B、C、D、E 五个备选答案，请从中选择一个最佳答案。

1. 抽取测定血钾的标本应置于
   A. 胆汁培养基　　　　　B. 肝素抗凝管　　　　　C. 干燥清洁试管
   D. 石蜡油试管　　　　　E. 普通抗凝管

2. 防止血标本溶血，下列哪项错误
   A. 标本应及时送检　　　　　B. 选用干燥注射器和针头
   C. 避免过度震荡　　　　　D. 需全血标本时，应采用抗凝管
   E. 采血后针头沿管壁将血液和泡沫缓慢注入

3. 留取 24h 尿标本作 17 羟类固醇检查，为防止尿中激素被氧化，其标本应加
   A. 甲苯　　B. 甲醛　　C. 稀盐酸　　D. 浓盐酸　　E. 稀硫酸

4. 同时抽取多项血标本时，应将血液最先注入
   A. 血培养管　　　　　B. 肝素抗凝管　　　　　C. 干燥清洁试管
   D. 石蜡油试管　　　　　E. 普通抗凝管

【A₂型题】每一道试题是以一个小病例出现的，其下面都有 A、B、C、D、E 五个备选答案，请从中选择一个最佳答案。

1. 张先生，42 岁，近日感觉疲乏无力，纳差，有时恶心。前来就诊，医嘱查谷丙转氨酶，你应何时采集血标本
   A. 饭前　　　　　B. 饭后　　　　　C. 晨起空腹
   D. 即刻　　　　　E. 睡前

2. 病人李某，胃溃疡多年，一周前因迁新居，自感疲乏，头晕，大便呈深咖啡色稀便，应留取大便标本做何项检查

    A. 常规检查　　　　　　　B. 寄生虫检查　　　　　　C. 潜血试验

    D. 细菌培养　　　　　　　E. 虫卵检查

（三）是非题

1. 为防止溶血，用真空管采血后，应保持真空管直立，不可倒置。　　　　（　　）

（四）填空题

1. 测血气分析时，常选用_____动脉或_____动脉，采集血标本后，应立即将针尖斜面刺入_____以_____，并用手轻轻搓动注射器使_____，以避免血液凝固。

（五）简答题

1. 为确保送检标本的质量，护士应注意那些要点？

2. 怎样留取粪便标本以保证虫卵检出的阳性率？

3. 简述咽拭子标本采集的部位及目的。

（六）问答题

1. 张青，女，48 岁，体温持续 39～40℃ 一周，为明确诊断，需查心肌酶、红细胞沉降率、血培养，请回答操作流程。

（朱莉）

第十三章 危重病人的护理和抢救

一、双核要求

第十三章 危重病人的护理及抢救	第一节 病情观察	一、病情观察的目的与要求	理解
		二、病情观察的内容和方法	掌握
		三、各类病人的观察重点及要求	掌握
	第二节 危重病人的抢救方法	一、抢救工作管理	了解
		二、危重病人的支持性护理	掌握
		三、常用抢救方法	掌握
		实践43：洗胃法	学会
		实践44：吸氧法	熟练掌握
		实践45：吸痰法	学会
		实践46：人工呼吸器的使用	学会

二、练习题集

（一）选择题

【A₁型题】每一试题下面有 A、B、C、D、E 五个备选答案，请从中选择一个最佳答案。

1. 对休克病人应特别注意观察
   A. 瞳孔　　　B. 血压　　　C. 呼吸　　　D. 脉律　　　E. 体温

2. 陈旧性出血呕吐物呈
   A. 鲜红色　　　B. 黄绿色　　　C. 暗灰色　　　D. 暗红色　　　E. 咖啡色

3. 意识障碍中以兴奋性增高为主的表现是
   A. 嗜睡　　　B. 昏睡　　　C. 谵妄　　　D. 浅昏迷　　　E. 深昏迷

4. 昏睡与轻度昏迷的鉴别最有意义的是
   A. 对光反射是否存在　　　B. 病人能否被唤醒
   C. 角膜反射是否存在　　　D. 膝腱反射是否存在　　　E. 吞咽反射是否存在

5. 在自然光线下，瞳孔直径应为
   A. 0.5～1mm　　　B. 1～1.5mm　　　C. 1.5～2mm　　　D. 2～5mm　　　E. 5～6mm

6. 瞳孔直径小于下列哪项称为瞳孔缩小
   A. 1mm　　　B. 2mm　　　C. 3mm　　　D. 4mm　　　E. 5mm

7. 双侧瞳孔缩小常见于
   A. 敌百虫中毒　　　B. 一氧化碳中毒　　　C. 氰化物中毒
   D. 阿托品中毒　　　E. 颠茄类中毒

8. 与病情不相符的临床表现是

— 122 —

　　A. 颠茄类药物中毒，双侧瞳孔扩大　　　B. 颅内高压时呕吐为喷射状

　　C. 支气管哮喘发作病人采取端坐呼吸　　D. 缺氧病人口唇、指端皮肤紫绀

　　E. 休克病人常有巩膜黄染

9. 护理昏迷病人时，下列哪项是错误的

　　A. 病人采取仰卧位且头要端正　　B. 及时吸痰并清理呕吐物

　　C. 做好口腔护理，防止感染　　　D. 做好皮肤护理，预防并发症

　　E. 可采用保护具保证病人安全

10. 对眼睑不能自行闭合的昏迷病人，应采取的措施是

　　A. 按摩眼睑　　　　　　B. 干纱布覆　　　　　　C. 闭合眼睑

　　D. 涂金霉素眼膏　　　　E. 用湿棉球擦拭眼部周围

11. 危重病人的排泄护理下列哪项不妥

　　A. 如发生尿潴留，必要时导尿

　　B. 留置导尿者应保持引流通畅，防止感染

　　C. 便秘时，必须下床活动，促进排便

　　D. 便失禁者，保持局部清洁干燥

　　E. 观察皮肤变化，预防压疮发生

12. 常用的洗胃溶液温度是

　　A. 10～18℃　　B. 20～24℃　　C. 25～38℃　　D. 40～41℃　　E. 42～45℃

13. 漏斗胃管洗胃法是利用

　　A. 正压原理　　B. 负压原理　　C. 静压原理　　D. 空吸原理　　E. 虹吸原理

14. 洗胃时胃管从口腔插入的长度是

　　A. 10～15cm　　B. 25～35cm　　C. 55～60cm　　D. 65～75cm　　E. 85～90cm

15. 洗胃时，一次洗胃液灌入量不应超过

　　A. 200ml　　　　B. 300ml　　　　C. 400ml　　　　D. 500ml　　　　E. 600ml

16. 采用漏斗胃管洗胃时，漏斗应高过病人头部的距离为

　　A. 5～10cm　　B. 15～20cm　　C. 30～50cm　　D. 60～65cm　　E. 70～80cm

17. 护士为中毒病人洗胃时哪项不妥

　　A. 插管时动作要轻，勿损伤黏膜　　　B. 中毒物质不明时可选用生理盐水

　　C. 中毒较轻时可取坐位或半坐位　　　D. 如流出血性灌洗液，应立即停止洗胃

　　E. 每次灌入量不超过1000ml

18. 为中毒较重者洗胃时，最适宜的体位是

　　A. 坐位　　　　　　　　B. 左侧卧位　　　　　　　C. 头高足低位

　　D. 屈膝仰卧位　　　　　E. 右侧卧位

19. 幽门梗阻病人洗胃时间应选择在

　　A. 饭前0.5h　　B. 饭前1～2h　　C. 饭后1h　　D. 饭后2～3h　　E. 饭后4～6h

20. 下列哪种毒物中毒时禁忌洗胃

　　A. 来苏水　　B. 安眠药　　C. 磷化锌　　D. 硫酸　　E. 苯酚

21. 敌百虫中毒时，不采用碱性溶液洗胃的原因是

　　A. 清除毒物速度慢　　　　　B. 损伤胃、食道黏膜

C. 增加毒物溶解度　　　　D. 抑制毒物排出

E. 会产生毒性更强的敌敌畏

22. 病人中重度缺氧时，突出的临床表现是

A. 皮肤湿冷、尿量减少　　B. 面色苍白、脉搏洪大

C. 辗转反侧、呻吟不止　　D. 烦躁不安、发绀明显

E. 头晕眼花、血压下降

23. 与重度缺氧病人临床表现不符的是

A. 昏迷或半昏迷　　　　B. 显著发绀　　　　C. 严重呼吸困难

D. $PaO_2 < 30mmHg$　　　　E. $SaO_2 > 80mmHg$

24. 病人动脉血氧分压低于多少时需给予吸氧

A. 35mmHg　　B. 46 mmHg　　C. 50 mmHg　　D. 57 mmHg　　E. 68 mmHg

25. 关于氧气表各部分作用的叙述，错误的是

A. 压力表：测知氧气筒内氧气的压力

B. 流量表：测知每分钟氧气的流出量

C. 湿化瓶：用于湿化氧气

D. 减压器：减低来自氧气筒内的压力

E. 安全阀：调节氧气用量的大小

26. 装氧气表前先打开总开关是为了

A. 了解氧气流出是否通畅　　B. 估计筒内氧气流量　　C. 测知筒内氧气压力

D. 清洁气门，保护氧气表　　E. 检查氧气筒内是否有氧气

27. 鼻导管给氧，氧流量4L/min，氧浓度为

A. 23%　　　　B. 27%　　　　C. 33%　　　　D. 37%　　　　E. 42%

28. 要求氧浓度达到53%时，应为病人调节氧流量至

A. 5L/min　　　　B. 6L/min　　　　C. 7L/min　　　　D. 8L/min　　　　E. 9L/min

29. 使用氧气时，下列哪项是错误的

A. 远离火源　　　　　　B. 不可用力震动

C. 可在氧气筒螺旋口上涂油保护　　D. 先调节流量后使用

E. 氧气筒内的氧气不可用尽

30. 停止供氧时，应首先

A. 关紧总开关　　　　　　B. 关紧流量表　　　　　　C. 取下湿化瓶

D. 拔出鼻导管　　　　　　E. 取下玻璃接管

31. 哪项氧气表压力指标，提示应更换氧气筒

A. 1kg/ cm^2　　　　　　B. 3kg/ cm^2　　　　　　C. 5kg/ cm^2

D. 7kg/ cm^2　　　　　　E. 9kg/ cm^2

32. 氧气筒内氧气不可用尽，其原因是

A. 便于再次充气　　　　　　　　　　B. 防止再充气时引起爆炸

C. 便于检查氧气装置有无漏气　　　　D. 便于调节氧流量

E. 使流量平稳，便于使用

33. 电动吸引器吸痰的原理是利用

A. 空吸作用   B. 负压作用   C. 正压作用

D. 虹吸作用   E. 静压作用

34. 电动吸引器吸痰每次插入导管吸痰时间不超过

    A. 5s   B. 10s   C. 15s   D. 20s   E. 25s

35. 为病人吸痰操作不正确的是

    A. 检查吸引器性能是否正常   B. 插管前应检查导管是否通畅

    C. 吸痰管反复上下提插，吸尽痰液   D. 痰液粘稠时滴入少量生理盐水稀释

    E. 吸痰用物每日更换 1 ~ 2 次

36. 使用人工呼吸机时，应调节吸、呼时间比为

    A. 1 : 1   B. 1 : 1.5 ~ 2   C. 2 : 1.5 ~ 2   D. 2 : 3   E. 2 : 4

37. 使用人工呼吸机时，潮气量的标准是每 kg 体重

    A. 1 ~ 5ml   B. 5 ~ 10ml   C. 10 ~ 15ml   D. 15 ~ 20ml   E. 20 ~ 25ml

38. 使用人工呼吸机，通气不足的症状是

    A. 昏迷   B. 抽搐   C. 生命体征稳定

    D. 吸气时胸廓隆起   E. 皮肤潮红、出汗

【A₂ 型题】每一道试题是以一个小病例出现的，其下面都有 A、B、C、D、E 五个备选答案，请从中选择一个最佳答案。

1. 邱某，女，40 岁，患十二指肠溃疡，饭后呕吐较重，呕吐物中经常混有大量的胆汁，这时的呕吐物颜色呈

    A. 黄绿色   B. 黄色   C. 咖啡色   D. 鲜红色   E. 暗红色

2. 吴某，男，34 岁，喷洒有机磷农药时，防护不当造成中毒，其瞳孔可见

    A. 双侧瞳孔散大   B. 双侧瞳孔缩小   C. 双侧瞳孔不等大

    D. 双侧同向偏斜   E. 一侧瞳孔散大固定

3. 病人，女，48 岁，急性食物中毒。病人意识清楚能合作，可选用下列哪种洗胃方法

    A. 口服催吐法   B. 电动吸引洗器洗胃法   C. 注洗器洗胃法

    D. 漏斗胃管洗胃法   E. 自动洗胃机洗胃法

4. 许某，30 岁，建筑工人，施工时不慎坠楼，在抢救该病人时，抢救方位错误的是

    A. 床头设吸引器，插灯、氧气   B. 床尾置抢救车

    C. 左侧床头置心电图监护仪   D. 右侧床头置呼吸机

    E. 主抢救医生站在左侧，辅助抢救医生站在右侧

5. 护士在检查急救药物时，发现升压药中混有其它药物，为防止差错，请把不属于此类的药物取出

    A. 去甲肾上腺素   B. 盐酸肾上腺素

    C. 间羟胺   D. 哌替啶   E. 多巴胺

6. 赵某，男，33 岁，因外伤导致破伤风，被安置在隔离病室，病人牙关紧闭，四肢抽搐，采取的措施中哪项不妥

    A. 使用床挡，以防坠床   B. 取下义齿，以防窒息

    C. 枕头立于床头，以防撞伤   D. 压舌板裹上纱布，放上下门齿之间

    E. 室内光线宜暗、工作人员动作要轻

7. 潘某，女，21岁，急性中毒昏迷，被送入急诊室，毒物不明，护士正确的处理措施是

    A. 主张以输液解毒为主　　　　　　B. 问清毒物名称后再洗胃

    C. 待清醒后再洗胃　　　　　　　　D. 观察后决定是否应洗胃

    E. 抽出胃内容物检验，用温水洗胃

8. 病人，女，36岁，与家人争吵后口服大量巴比妥钠，急诊入院，其洗胃液与导泻液分别为

    A. 温开水，硫酸镁　　　　　　　　B. 0.9%氯化钠，硫酸镁

    C. 0.1%硫酸铜，硫酸钠　　　　　　D. 2%~4%碳酸氢钠，硫酸钠

    E. 1:15000高锰酸钾，硫酸钠

9. 病人，男，69岁，患慢性支气管炎5年。给病人吸痰时发现痰液黏稠，不易咳出，为使痰液易于吸出，下列措施不妥的是

    A. 扣拍胸背部　　　　B. 滴入化痰药物　　　　C. 滴入生理盐水

    D. 增加吸引器负压　　E. 使用超声雾化吸入

【A₃型题】以下提供了若干个病例，每个病例下设2~3个试题，请根据病例所提供的信息，在每道试题下面的A、B、C、D、E五个备选答案中选择一个最佳答案。

（1~3题共用题干）

王某，男，8岁，误服灭鼠药（磷化锌）后被送入医院抢救，护士立即实施抢救工作，为该病人进行洗胃。

1. 此时洗胃的主要目的是

    A. 减轻胃黏膜水肿　　　B. 为手术做准备　　　　C. 清除胃内毒物

    D. 为某些检查做准备　　E. 保护胃黏膜，减轻疼痛

2. 为减轻磷化锌的吸收，可采用口服的对抗剂是

    A. 白醋　　　B. 蛋清水　　　C. 硫酸铜　　　D. 10%盐水　　　E. 镁乳

3. 根据磷化锌溶解的特点，病人在接受治疗期间禁用

    A. 粗纤维类的食物　　　B. 富含维生素食物

    C. 鸡蛋、牛奶及油类食物　D. 高碳水化合物类食物

    E. 海类产品

（4~6题共用题干）

李某，女，60岁，因肺心病收住院治疗，护士巡视病人时，发现病人口唇发绀，呼吸困难，血气分析结果显示：PaO_2 42mmHg，$PaCO_2$ 70 mmHg。

4. 根据病人症状及血气分析，判断其缺氧程度为

    A. 极轻度　　B. 轻度　　C. 中度　　D. 重度　　E. 过重度

5. 护士应为该病人提供以下哪种用氧方式

    A. 低流量，高浓度持续给氧　　　　B. 低流量，高浓度间断给氧

    C. 低流量，低浓度间断给氧　　　　D. 低流量，低浓度持续给氧

    E. 高流量，高浓度间断给氧

6. 该病人吸氧时湿化瓶中应放

    A. 生理盐水　　　　B. 葡萄糖盐水　　　　C. 20%~30%乙醇

    D. 5%葡萄糖　　　　E. 无菌蒸馏水

【B型题】以下提供若干组试题，每组试题共同使用在试题前列出的A、B、C、D、E五个备选答案。请从中选择一个与问题关系密切的答案，每个备选答案可能被选择一次、多次或不被选择。

（1~2题共用备选答案）

A. 面色潮红、口唇疱疹　　B. 面色憔悴、目光黯淡

C. 面如满月、皮肤发红　　D. 面容枯槁、眼窝下陷

E. 面色苍白、四肢湿冷

1. 急性病容表现为

2. 慢性病容表现为

（3~5题共用备选答案）

A. 杜冷丁　　B. 可拉明　　C. 阿托品　　D. 西地兰　　E. 地西泮

3. 呼吸衰竭病人急救时可选

4. 急性心衰病人急救时可选

5. 晚期癌症病人镇痛时可选

（6~8题共用备选答案）

A. 2%~4%碳酸氢钠溶液　　B. 3%过氧化氢溶液

C. 温水或生理盐水　　D. 5%醋酸　　E. 硫酸钠溶液

6. 乐果中毒病人洗胃时，应选

7. 氰化物中毒病人洗胃时，应选

8. 碱中毒病人洗胃时，应选

（9~10题共用备选答案）

A. 漏斗法　　B. 鼻塞法　　C. 氧气帐法　　D. 氧气枕法　　E. 单侧鼻导管法

9. 肺源性心脏病人常选用哪种吸氧法

10. 危重病人在转运途中宜用哪种吸氧法

【X型题】以下每一道试题下面有A、B、C、D、E五个备选答案。请从中选择备选答案中所有正确答案。

1. 对危重病人皮肤黏膜应观察

　　A. 颜色　　B. 温度　　C. 湿度　　D. 弹性　　E. 有无出血

2. 护理老年病人应注意

　　A. 病情不典型性　　　　B. 耐心听取主诉

　　C. 观察并发症　　　　　D. 观察心理状态

　　E. 心脑血管意外先兆

3. 抢救室的设备管理应做到

　　A. 定数量品种　　　　B. 定点安置　　　　C. 定人保管

　　D. 定期检查维修　　　E. 定期清毒灭菌

4. 抢救室的急救器械包括

　　A. 电动洗胃机　　　　B. 腹腔镜　　　　C. 电除颤器

　　D. 人工呼吸器　　　　E. 氧气装置

5. 洗胃法的目的是

A. 减轻胃黏膜水肿   B. 为胃切除术做准备

C. 减少毒物吸收   D. 胃镜检查前的准备

E. 解除肠胀气

6. 当中毒物质不明时，应选择的洗胃液是

    A. 温开水   B. 5%醋酸   C. 蛋清液

    D. 生理盐水   E. 碳酸氢钠溶液

7. 禁忌洗胃的疾病有

    A. 胃癌   B. 消化性溃疡   C. 食管阻塞

    D. 幽门梗阻   E. 食管胃底静脉曲张

8. 吞服强酸强碱的病人，可采用的对抗剂是

    A. 米汤   B. 牛奶   C. 豆浆   D. 蛋清   E. 醋酸

9. 氧疗时，衡量病人用氧效果的指征是

    A. 病人食欲   B. 精神状态   C. 呼吸方式

    D. 脉搏、血压   E. 动脉血气分析

10. 用氧过程中，正确的方法是

    A. 氧气筒距暖气1m以上   B. 氧气筒不可用力震动

    C. 氧气筒螺旋口不可涂油   D. 氧气用尽后及时更换

    E. 氧气筒放置阴凉处

11. 吸痰法适用于

    A. 新生儿   B. 危重病人   C. 昏迷病人

    D. 气管切开病人   E. 麻醉未清醒者

（二）名词解释

1. 意识障碍

2. 嗜睡

3. 昏睡

4. 洗胃法

5. 吸氧法

6. 吸痰法

（三）是非题

1. 瞳孔直径大于 5mm 为瞳孔扩大。 （ ）

2. 昏迷病人禁忌洗胃。 （ ）

3. 洗胃时如有血性液体流出，应降低洗胃吸引压力。 （ ）

4. 氧气筒内氧气应尽量用尽，以免浪费。 （ ）

5. 使用氧气时，应先调节流量而后应用。 （ ）

（四）填空题

1. 护士对呕吐物的_____、_____、_____和_____应注意观察并记录，以协助诊断。

2. 病情观察内容包括_____、_____、_____、_____、_____等方面。

3. 意识障碍一般分为_____、_____、_____、_____四个程度。

4. 小儿洗胃灌入量不宜过多，婴幼儿每次灌入量以_____ ml 为宜。

5. 持续鼻导管用氧者，每日更换鼻导管_____次以上，使用鼻塞、头罩者每日更换鼻导管_____次，使用面罩者每_____ h 更换一次。

6. 使用氧气时，要注意安全，做到"四防"即_____、_____、_____，搬运时，严禁倾倒撞击以免爆炸。

7. 吸痰前需要根据病人情况调节负压，成人_____ mmHg，儿童_____ mmHg。

（五）简答题

1. 简述洗胃法操作目的

2. 简述吸氧法注意事项

3. 简述吸痰法操作目的

4. 简述吸痰法注意事项

5. 简述使用人工呼吸机的注意事项

（六）问答题

1. 护士应怎样护理危重病人？

2. 为病人洗胃时应注意哪些问题？

（七）讨论题

周某，男性病人，50 岁，突发脑梗塞，送入医院时无意识反应，瞳孔对光反射、角膜反射存在，呼吸、血压无明显异常，小便失禁。

1. 此病人属于哪种程度意识障碍？

2. 根据该病人的情况，应如何保持其呼吸道通畅？

三、实验报告

护理学基础实验报告

实验名称	吸氧法		
课程类型	操作练习□	操作考核□	真实操作□
实验时间	年　月　日第　节		教师：
实验要求	熟练掌握吸氧法		
操作方法	要点说明		掌握程度（正确度）
氧气筒法			
吹尘清口	未吹尘、吹尘过度酌情扣分		
装压力表	初装表后倾，旋紧后表直立，表前倾酌情扣分，不会用扳手酌情扣分		
连瓶接管	接湿化瓶及导管		
检查漏气	开总开关，流量表，关流量表，不查者扣分		
中心供氧			
安装瓶管	上滤管及湿化瓶，对齐标识插入，响声即可		
连接导管	连管，开阀门，检查通气，关闭阀门		
插管吸氧			
清洁鼻腔	取棉签，蘸凉开水清洁鼻腔，棉签置弯盘		
连吸氧管	连接吸氧管		
调节流量	开阀门，调流量，湿化双孔吸氧管		
插吸氧管	用双孔吸氧管为病人插入鼻孔		
固定导管	挂在耳后固定，调节松紧扣		
记录要点	记录时间流量		
停止吸氧			
撤吸氧管	取下吸氧管，看时间		
关闭开关	关闭流量表；关总开关，重开流量表放余气（中心供氧此项略）		
拆管卸表	撤下物品放置稳妥		
记录要点	时间、病人症状，再次核对病人		
整理用物	所有用物放置合理		
报告结束	报告老师，操作结束。教师计时结束		
专业能力：	相关知识：10%	操作过程：30%	
方法能力（合理、逻辑和创新）：	物品种类数量：10%	过程流畅完整：10%	物品清洁：10%
社会能力：	情感体验：10%	学习态度：10%	沟通能力：10%
自我总评：（分数）	评价内容：		
教师总评：（分数）	评价内容：		

（孙伟）

第十四章 临终护理

一、双核要求

第十四章 临终护理	第一节 概述	一、概念	掌握
		二、临终关怀的意义和原则	理解
		三、临终病人的生理表现及护理	掌握
		四、临终病人的心理反应及护理	掌握
	第二节 死亡后护理	一、死亡的标准及分期	理解
		二、尸体护理	掌握
	第三节 临终病人家属及丧亲者关怀	一、临终病人家属的心理特征及心理支持	掌握
		二、丧亲者的心理反应及护理	掌握
	实践47：尸体护理		学会

二、练习题集

（一）选择题

【A₁型题】每一试题下面有 A、B、C、D、E 五个备选答案，请从中选择一个最佳答案。

1. 临终病人濒死期神经系统改变的临床表现为
   A. 血压下降或测不出　　　B. 呼吸困难　　　　　　C. 呃逆
   D. 大、小便失禁　　　　　E. 嗜睡、意识模糊、昏睡或昏迷

2. 对死者家属的护理不包括
   A. 说明病人的病情及抢救过程　　B. 对病人遗物的整理与移交
   C. 态度真诚，表情同情、理解　　D. 有条件者，做好对死者家属的随访
   E. 尸体护理时，请家属在旁以便安慰

3. 给予临终病人家属的心理支持内容为
   A. 正确评估心理应激反应程度　　　B. 鼓励宣泄悲伤的情绪
   C. 对病人家属给予同情、理解和帮助　　D. 识别
   E. 建立随访制度

4. 病人出现呼吸困难，带鼾声、痰鸣或鼻翼扇动，呼吸由快变慢，由深变浅，出现潮式呼吸、点头样呼吸等症状时，是临终病人_____的生理表现。
   A. 循环系统　　　　　　B. 呼吸系统　　　　　　C. 消化系统
   D. 泌尿系统　　　　　　E. 肌肉运动系统

5. 濒死病人肌肉张力丧失的表现是

    A. 吞咽困难   B. 食欲不振   C. 皮肤苍白

    D. 张口呼吸   E. 视觉减退

6. 愤怒的心理消失后，病人开始接受自己患了绝症的现实，此时心理反应处于

    A. 否认期   B. 愤怒期   C. 协议期   D. 忧郁期   E. 接受期

7. 临终病人循环系统主要护理措施是

    A. 做好抢救药品和器材的准备   B. 加强口腔护理   C. 营养支持

    D. 及时通风换气   E. 音乐疗法

8. 尸体护理的操作方法中哪项是错误的

    A. 填好尸体识别卡   B. 撤去治疗用物

    C. 脱衣擦净胶布与药液痕迹   D. 放平尸体，去枕仰卧

    E. 用未脱脂棉花填塞身体孔道

9. 希望医护人员能多与病人谈心，以解除病人恐惧、忧虑、悲观绝望等心理问题，从而增强治疗的信心。同时，更迫切地希望医学进步能拯救他们的亲人。此时临终病人家属的心理特征为

    A. 震惊和否认   B. 悲痛欲绝   C. 委屈求全

    D. 渴望与幻想   E. 对医护人员寄予厚望

【A₂ 型题】每一道试题是以一个小病例出现的，其下面都有 A、B、C、D、E 五个备选答案，请从中选择一个最佳答案。

1. 病人田某，死亡后护士为其尸体护理，第一张识别卡放在

    A. 左腕   B. 右腕   C. 右踝

    D. 颈部   E. 胸部

2. 刘先生，55 岁，配偶去世后最初的心理反应是

    A. 震惊与怀疑   B. 苦闷   C. 怀念和不满

    D. 识别   E. 重组和恢复

【A₃ 型题】以下提供了若干个病例，每个病例下设 2～3 个试题，请根据病例所提供的信息，在每道试题下面的 A、B、C、D、E 五个备选答案中选择一个最佳答案。

（1～3 题共用题干）

病人于某，因患慢性肾功能不全入院。

1. 病人表现为意识模糊，血压下降，间断呼吸，此期病人为

    A. 濒死期   B. 临床死亡期   C. 生物学死亡期

    D. 尸冷   E. 尸斑

2. 病人心跳和呼吸停止，瞳孔散大，各种反射消失，但各种组织细胞仍有微弱而短暂的代谢活动，此期病人为

    A. 濒死期   B. 临床死亡期   C. 生物学死亡期

    D. 尸冷   E. 尸斑

3. 病人整个神经系统及各器官的新陈代谢相继停止，机体出现不可逆的变化，此期病人为

    A. 濒死期   B. 临床死亡期   C. 生物学死亡期

    D. 尸冷   E. 尸斑

（二）名词解释

1. 临终

2. 死亡

3. 临终关怀

4. 临床死亡期

5. 生物学死亡期

（三）是非题

1. 鼓励丧亲者宣泄他们悲伤的情绪，认真倾听他们的诉说，运用眼神、握手等非语言行为，表达对丧亲者情感的理解和心理支持。　　　　　　　　　　　　（　　　）

（四）填空题

1. 临终病人的生理表现主要为_____系统变化、_____系统变化、_____系统变化、_____系统改变、_____改变、_____系统改变。

2. 护士应注意观察临终病人疼痛发作的_____、_____、_____、_____及发作规律。

3. 尸体护理时，需要用棉花填塞的孔道是_____、_____、_____、_____等，以免液体外溢。

（五）简答题

1. 简述脑死亡的诊断标准。

2. 简述临终关怀的原则。

3. 临终病人家属的心理特征包括哪些方面。

4. 简述丧亲者的心理反应及护理。

（六）问答题

1. 临终病人生理反应的护理。

2. 临终病人的心理护理。

（七）讨论题

1. 安乐死的伦理争议

2. 在对临终病人实施临终关怀的过程中，怎样看待病人知情同意权。

（李海燕）

第十五章 医疗护理文件记录

一、双核要求

第一节 医疗和护理文件的记录和管理	一、记录的意义	理解
	二、记录的要求	掌握
	三、住院病历管理要求	掌握
	四、病案排列顺序	了解
第二节 医疗和护理文件的书写	一、体温单	掌握
	二、医嘱单	掌握
	三、出入液量记录单	理解
	四、一般患者护理记录单	掌握
	五、危重患者护理记录单	掌握
	六、护士（师）交班簿	掌握
	实践48：护理文件书写方法	熟练掌握

二、练习题集

（一）选择题

【A₁ 型题】每一试题下面有 A、B、C、D、E 五个备选答案，请从中选择一个最佳答案。

1. 病人出院后病案应保管于
   A. 出院处　　　　　　　B. 住院处　　　　　　　C. 医务处
   D. 护理部　　　　　　　E. 病案室

2. 护理文件的书写原则不包括
   A. 客观、真实、准确、及时、完整　　B. 文字生动、形象
   C. 内容简明扼要　　　D. 应用医学术语　　　E. 记录者签全名

3. 物理降温30min后，测得体温的绘制符号是
   A. 红点红虚线　　　　　B. 红圈红虚线　　　　　C. 蓝点蓝虚线
   D. 蓝圈蓝虚线　　　　　E. 蓝圈红虚线

4. 体温单尿失禁用_____表示
   A. "C"　　　B. "E"　　　C. 数字　　　D. ※　　　E. 不用标记

5. 临时备用医嘱指自医师开写医嘱起_____h有效，过期未执行则失效
   A. 24h　　　B. 12h　　　C. 36h　　　D. 6h　　　E. 当时失效

6. 处理医嘱时，应按照先急后缓的原则
   A. 先执行长期医嘱，后执行临时医嘱
   B. 先执行临时医嘱，后执行长期医嘱

C. 同时执行　　　　　　　D. 不分先后顺序　　　　　　E. 只执行长期医嘱

7. 医嘱的内容不包括

  A. 护理常规　　　　　　　B. 饮食种类　　　　　　　C. 体位

  D. 给药途径　　　　　　　E. 药物批号

8. 执行口头医嘱不妥的是

  A. 一般情况下不执行口头医嘱　　　B. 在抢救或手术过程中可以执行

  C. 护士必须向医生复述一遍　　　　D. 确认无误后方可执行

  E. 事后及时补写在抢救记录单上

9. 书写病室交班报告应先书写

  A. 危重病人　　　　　　　B. 新入院病人　　　　　　C. 手术病人

  D. 转入病人　　　　　　　E. 出院病人

【A₂型题】 每一道试题是以一个小病例出现的，其下面都有 A、B、C、D、E 五个 备选答案，请从中选择一个最佳答案。

1. 病人孙某，四日未大便，灌肠后大便 2 次书写方法为

  A. 2/0　　　B. 2/E　　　C. ※　　　D. 2　　　E. E/2

2. 病人赵某病重入院，医生为其开具医嘱中，属于临时医嘱的是

  A. 低盐饮食　　　　　　　B. 氧气吸入　　　　　　　C. 一级护理

  D. 血常规检测　　　　　　E. 维生素 B_1

【A₃型题】 以下提供了若干个病例，每个病例下设 2~3 个试题，请根据病例所提供的信息，在每道试题下面的 A、B、C、D、E 五个备选答案中选择一个最佳答案。

(1~3 题共用题干)

病人王某，患心房纤颤

1. 护士在为病人护理时测量脉搏方法

  A. 测量脉搏即可　　　　　　　　　B. 测量心率即可

  C. 两人同时为病人测量脉搏、心率　　D. 一人同时为病人测量脉搏、心率

  E. 测量心率即可

2. 脉搏短绌时，相邻心率与脉搏相连时用_____表示

  A. 不用连线　　　　　　　B. 用蓝线相连　　　　　　C. 用红线相连

  D. 用红线相连，心率与脉搏之间用红色斜线填满　　　E. 用虚线相连

3. 病人留置导尿，24 小时尿量 1600ml 记录为

  A. C/1600　　　B. 1600/C　　　C. 1600ml　　　D. 1600/E　　　E. E/1600

(二) 名词解释

1. 医嘱

2. 长期医嘱

3. 临时医嘱

4. 长期备用医嘱

5. 临时备用医嘱

（三）是非题

因抢救危重病人，未能及时书写记录时，有关医务人员应在抢救结束后 8 h 内据实补记，并加以注明。

（四）填空题

1. 护理文件记录应当_____、_____、_____、_____和_____，按要求书写。

2. 书面医嘱应仔细查对，确认无误后方可执行，若发现医嘱有疑问，必须与_____核对清楚后方可执行。

（五）简答题

1. 40~42℃横线之间应填写的内容是什么？

2. 危重患者护理记录单适用的记录范围包括哪些内容。

（六）问答题

1. 记录医疗文件的要求是什么？

2. 如何正确排列入院与出院病历？

3. 一般患者护理记录的书写要求是什么？

4. 如何处理长期备用医嘱和临时备用医嘱？

三、实验报告

护理学基础实验报告

实验名称	护理文件书写方法		
课程类型	操作练习□	操作考核□	真实操作□
实验时间	年　月　日第　节	教师：	
实验要求	熟练掌握护理文件书写方法		
操作方法	要点说明		掌握程度（正确度）
1. 绘制体温单	按照书后图例正确绘制一份体温单		
2. 制作交班簿	按照附录6制作一页空白交班簿，并正确填写		
3. 制作护理记录	按照附录4制作一页空白危重患者护理记录，并正确填写		
专业能力：	相关知识：10%	操作过程：30%	
方法能力（合理、逻辑和创新）：	物品种类数量：10%	过程流畅完整：10%	物品清洁：10%
社会能力：	情感体验：10%	学习态度：10%	沟通能力：10%
自我总评：（分数）	评价内容：		
教师总评：（分数）	评价内容：		

（李海燕）

参考答案

第一章 绪 论

（一）选择题

【A₁型题】1. C 2. B 3. E 4. C 5. C 6. D 7. A 8. E 9. D 10. E 11. B 12. E

【A₂型题】1. E 2. C

【A₃型题】1. B 2. A 3. D

【B型题】1. A 2. B 3. D

（二）名词解释

1. 是一门研究维护、增进、恢复人类身心健康的护理理论、知识、技能及其发展规律的综合性应用科学。

2. 指的是全体的人和人的整个生命过程，也就是整体的人，其内涵包括人的生理、心理和社会功能。

3. 人类赖以生存的、周围的一切事物称为环境。

4. 不仅是没有疾病和身体缺陷，还要有完整的生理、心理状态和良好的社会适应能力。

5. 是诊断和处理人类对现存的或潜在的健康问题的反应。

6. 是以人的先天禀赋为基础，在后天环境和教育影响下形成并发展起来的内在的、相对稳定的身心组织结构及其质量水平。

7. 是在一素质的基础上，根据护士职业的需要，对护士提出的素质要求。

（三）是非题

1. ×

（四）填空题

1. 1860，英国的圣托马斯医院

2. 临床护理、社区护理、护理教育、护理管理、护理科研

3. 规范的操作技能、敏锐的观察能力、较强的思维能力、灵活的应变能力

（五）简答题

1. ①创建世界上第一所护士学校。②使护理学成为一门科学专业。③总结经验，著书立说。④创立新型护理制度，提出了护理系统化的管理方式。

2.（1）以疾病为中心的护理阶段 特点：护理已成为一个专门的职业、护士需经过专门训练。护理从属于医疗，护士是医生的助手，工作主要是执行医嘱和各项护理技术操作。护理教育类似于医学教育，护理内容较少，护理研究领域十分有限。

（2）以病人为中心的护理阶段 特点：强调护理是一个专业，护士是专业人员。护士

与医生的关系为合作伙伴关系，护士对病人实施系统的整体护理；护理教育逐步形成了自己的理论知识体系，建立了以病人为中心的护理教育模式和临床实践模式，丰富并完善了护理研究内容。

（3）以人的健康为中心的护理阶段 特点：护理学成为一门综合的、独立的应用科学。护理范畴扩展到对人的生命全过程的护理和群体的护理。护理的工作场所扩展到社会和家庭。护士将成为社会初级卫生保健的最主要力量。护理工作将在预防、治疗、保健、康复、计划生育、健康教育、健康促进等多领域中得到发展。

3. ①护理教育体制逐渐完备；②护理学术交流日益增多；③护理科研水平不断提高；④护理管理体制逐步健全。

（六）论述题

1. 答题标准，按照护士素质的基本要求，逐条谈出自己的认识并制定出可执行的学习标准，要求是有理有据，可操作性强。

（周意丹　吴秋颖）

第二章　整体护理与护理程序

（一）选择题

【A₁ 型题】1. D　2. B　3. A　4. D　5. B　6. D　7. D　8. C　9. D　10. C　11. A　12. A
13. D　14. C　15. C　16. D　17. E　18. A

【A₂ 型题】1. C　2. B　3. B

【A₃ 型题】1. A　2. D　3. D

【B 型题】1. C　2. D　3. A

【X 型题】1. ABC　2. BDE　3. ABCD

（二）名词解释

1. 是一种以护理对象为中心，视护理对象为生物、心理、社会多因素构成的开放性有机整体，根据护理对象的需求和特点，以满足护理对象的身心需要、恢复和促进健康为目标，运用护理程序的理论和方法，实施系统、计划、全面的护理实践活动。

2. 是指导护士以满足护理对象身心需要，恢复或增进健康为目标，科学地确认护理对象的健康问题，有计划地为护理对象提供系统、全面、整体护理的一种护理工作方法。

3. 是指有组织地、系统收集资料，并对资料进行分析及判断的过程。评估的根本目的是明确护理对象所要解决的护理问题或护理需要。

4. 护理诊断是关于个人、家庭或社区现存的或潜在的健康问题以及生命过程问题的反应的一种临床判断。

5. 是指由于各种原因造成的或可能造成的生理上的并发症，是需要护士进行监测，并需要与其他医务人员共同处理以减少发生的问题的描述。

6. 是将实施护理计划后护理对象的健康状况与预定的护理目标逐一对照，并对执行护理程序的效果、质量作出评定的过程。

（三）是非题

1. ×　2. √

（四）填空题

1. 生理需要、安全需要、爱与归属的需要、自尊与被尊敬的需要、自我实现的需要

2. 名称、定义、诊断依据、相关因素或危险因素

3. 病人入院护理评估单、护理计划单、护理记录单、病人出院护理评估单

（五）简答题

1. （1）强调人的整体性；（2）强调护理的整体性；（3）强调护理专业的整体性

2. （1）以现代护理观为指导；（2）以护理程序为核心；（3）实施主动的计划性护理；（4）体现护患合作的过程。

3. （1）贯穿以服务对象为中心的观念；（2）系统性；（3）动态性；（4）互动性与协作性；（5）目标指向性；（6）普遍适用性。

4. （1）为作出正确的护理诊断提供依据；（2）为制定护理计划提供依据；（3）为评价护理效果提供依据；（4）为护理科研积累资料。

5.

区别点	护理诊断	医疗诊断
诊断核心	病人对健康问题/生命过程问题的反应	对病人病理生理变化的一种临床判断
问题状态	现存的或潜在的	多是现存的
解决方法	护理干预	药物、手术、放疗等治疗手段
适用对象	个体、家庭、社区	个体
数量	可同时有多个诊断	一般情况下只有一个
是否变化	随病情的变化而变化	一旦确诊则不会改变

6. （1）独立性护理措施：是护士运用护理知识和技能独立完成的护理活动，即护嘱。

（2）依赖性护理措施：是护士执行医嘱的护理活动。

（3）合作性护理措施：是护士与其他医务人员共同合作完成的护理活动。

7. （1）贯彻"整体"观念：护理对象是活动的核心，是整体的人，因此在实施过程中要尽可能适应他们的需要，全面考虑其各个方面的情况。

（2）注重安全性：护理措施必须保证病人的安全。

（3）明确医嘱，不盲目实施：护士在执行医嘱时，应明确其意义，对有疑问的医嘱应该澄清后再执行。

（4）注重科学性与灵活性：科学知识是措施的依据，在实施过程中要合理组织护理活动，而且要把病情观察和收集资料贯穿于其中。

（5）注重互动：应鼓励病人积极主动地参与护理活动，在实施过程中应注意与病人交流，适时给予教育、支持、安慰。

（六）案例分析题

护理诊断　体温过高：39.5℃；与呼吸道感染有关

护理目标 病人在三天内体温降到正常范围

护理计划 （1）卧床休息，限制活动量；（2）保持室温在 18～22℃，湿度 50%～70%；（3）鼓励病人多饮水 1000ml～1500ml/日；（4）给予清淡易消化的高热量，高蛋白半流质；（5）出汗后及时更衣，并注意保暖；（6）酒精擦浴，头敷冷湿毛巾；（7）物理降温后半小时测量体温，以后每 4 h 测体温一次；（8）遵医嘱用药；（9）指导病人及家属识别并及时报告体温异常的早期表现。 （陈小菊）

第三章 医院及病人的入院和出院护理

（一）选择题

【A₁ 型题】1. B 2. C 3. C 4. D 5. B 6. B 7. A 8. A 9. E 10. C 11. B 12. C
13. D 14. C 15. B 16. D 17. C 18. D 19. C 20. D 21. B 22. C
23. A 24. C 25. D 26. C 27. A 28. E 29. C 30. D 31. E 32. C
33. A 34. B 35. A 36. E 37. D 38. D

【A₂ 型题】1. B 2. B 3. D 4. E 5. C 6. E 7. D 8. B

【A₃ 型题】1. C 2. C 3. A 4. B 5. D 6. C

【B 型题】1. B 2. D 3. B 4. C 5. D 6. D 7. E 8. C

【X 型题】1. ABCDE 2. ABCD 3. ABCDE 4. ACD

（二）名词解释

1. 医院是运用医学科学理论和技术，通过医务人员集体协作，对门诊、住院病人或特定人群实施预防、治疗与护理的医疗机构。

2. 门诊是医院面向社会的窗口，是医疗工作的第一线，是直接对人民群众进行诊断、治疗和预防保健的场所。

3. 急诊科是医院诊治急诊病人的场所，是抢救病人生命的第一线。对危及生命及意外灾害事件，应立即组织人力、物力，按照急救程序进行抢救。

4. 病区是病人住院接受诊疗、护理及休养的场所，也是医护人员全面开展医疗、预防、教学、科研活动的重要基地。

5. 护士角色是指护士应具有的与职业相适应的社会行为模式

6. 护患关系是在护理过程中护士与病人之间产生和发展的一种工作性、专业性、帮助性的人际关系。

（三）是非题

1. √ 2. √ 3. × 4. ×

（四）填空题

1. 诊疗、辅助诊疗、行政后勤

2. 定数量品种、定点安置、定人保管、定期消毒、灭菌和定期检查维修

3. 实用、耐用、舒适、安全

4. 20、15、平齐

5. 45～50、向门、横

6. 病人及家属、出院手续、出院护理评估单、意见

7. 高处、大轮、安全、保暖、垫木板、保持通畅

8. 轻稳、协调一致、搬运者

（五）简答题

1. 以医疗工作为中心，在提高医疗质量的基础上，保证教学和科研任务的完成，并不断提高教学质量和科研水平。同时做好扩大预防、指导基层和计划生育的技术工作。

2.

划分条件	类型
按医疗技术水平	一级医院、二级医院、三级医院
按收治范围	综合医院、专科医院、康复医院、职业病医院
按特定任务	军队医院、企业医院、医学院校附属医院
按地区	城市医院（市、区、街道医院）、农村医院（县、乡、镇医院）
按所有制	全民所有制医院、集体所有制医院、个体所有制医院、中外合资医院

3. 护士要随时观察候诊病人病情，遇到高热、剧痛、呼吸困难、出血、休克等病人，应立即安排提前就诊或送急诊室处理；对病情较严重或年老体弱者，可适当调整就诊顺序。

4. 可采用口头、图片、黑板报、电视录像或赠送有关方面的宣传小册子等形式。

5.（1）开诊前准备好各种检查器械和用物，检查诊疗环境和候诊环境。

（2）分理初诊和复诊病案，收集整理化验单、检查报告等。

（3）根据病情测量体温、脉搏、呼吸等，并记录于门诊病案上。

（4）按先后次序叫号就诊。必要时护士应协助医生进行诊查工作。门诊结束后回收门诊病案。

（5）随时观察候诊病人病情，遇到高热、剧痛、呼吸困难、出血、休克等病人，应立即安排提前就诊或送急诊室处理；对病情较严重或年老体弱者，可适当调整就诊顺序。

6. 急诊科护士要责任心强，有良好的素质，具备一定的各种急诊抢救知识和经验，技术熟练、动作敏捷。

7. 一切抢救物品做到"五定"，即定数量品种，定点安置，定人保管，定期消毒、灭菌和定期检查维修，使急救物品完好率达100%。护士需熟悉抢救物品性能和使用方法，并能排除一般性故障。

8. 在抢救过程中，凡口头医嘱必须向医生复诵一遍，双方确认无误后再执行。抢救完毕后，请医生及时补写医嘱和处方。各种急救药品的空安瓿需经两人核对后方可弃去；输液空瓶、输血空袋等均应集中放置，以便统计查对，核实与医嘱是否相符。

9. 在医生到达之前，护士应根据病情给予紧急处理，如测血压、给氧、吸痰、止血、配血、建立静脉输液通路，进行人工呼吸、胸外心脏按压等。

10.（1）入室登记、建立病案，认真填写各项记录，书写留观室病情报告。

（2）对留观病人要主动巡视，加强观察，及时完成医嘱，做好晨晚间护理，加强心理护理。

(3) 做好出入室病人及家属的管理工作。

11.

铺床法种类	目的
备用床	保持病室整洁，准备接受新病人
暂空床	保持病室整洁，供新入院病人或暂离床病人使用
麻醉床	便于接受和护理麻醉手术后尚未清醒的病人；保持床铺整洁，不被血液或呕吐物污染；使病人安全舒适及预防并发症

注意事项：

（1）病人进食或做治疗时应暂停铺床。

（2）应用节力原则：①应将床升起；②护士身体靠近床边，上身直立，两腿间距离与肩同宽，两膝稍屈，两脚根据活动情况前后、左右分开；③使用肘部力量，动作平稳，有节律，连续进行，动作到位；④避免多余无效的动作，减少走动次数。

（3）铺麻醉床应换上洁净的被单，保证术后病人舒适。

（4）根据病情所需之物品，如麻醉护理盘等应准备齐全。

12. 无菌巾内放压舌板、张口器、舌钳、牙垫、通气导管、治疗碗、镊子、输氧导管、吸痰导管、棉签、纱布数块。

无菌巾外放血压计、听诊器、治疗巾、弯盘、胶布、剪刀、电筒、别针2枚、护理记录单、笔。

13.（1）办理入院手续；（2）卫生处置；（3）护送病人入病区。

14.（1）病人的权利：①因病免除一定社会责任与义务的权利；②享受平等医疗待遇的权利；③隐私保密的权利；④知情和同意的权利；⑤自由选择的权利；⑥监督自己的医疗及护理权益实现的权利。

（2）病人的义务：①自我保健的义务；②及时寻求和接受医疗和护理帮助的义务；

③自觉遵守医院规章制度和提出改进意见的义务；④按时、按数交纳医疗费用的义务；⑤尊重医疗保健人员的义务。

15.（1）准备床单位将备用床改为暂空床；

（2）迎接新病人，做好入院指导；

（3）通知医师诊视病人，必要时协助；

（4）测体温、脉搏、呼吸、血压及体重，需要时测身高；

（5）填写病案及有关表格；

（6）介绍病区环境、设备及使用法；

（7）按护理程序进行入院评估。

16. 特别护理　病情危重，需随时观察，以便进行抢救的病人。如严重创伤、复杂疑难大手术后、器官移植、大面积烧伤以及某些严重的内科疾病。

（1）安排专人24h护理，严密观察病情及生命体征；

（2）制定护理计划，严格执行各项诊疗及护理措施，及时、准确、逐项填写特别护理记录单；

（3）备齐急救药品及用物，以便随时急用；

（4）认真细致地做好基础护理，严防并发症，确保病人安全。

17. 一级护理 病情严重，需绝对卧床休息的病人，如各种大手术后、休克、昏迷、瘫痪、高热、大出血、肝、肾衰竭、早产儿等。

(1) 每 15～30min 巡视病人一次，观察病情及生命体征；

(2) 制定护理计划，严格执行各项诊疗及护理措施，及时、准确、逐项填写特别护理记录单；

(3) 按需准备急救药品及用物；

(4) 认真细致地做好基础护理，严防并发症，满足病人身心两方面的需要。

18. (1) 撤去污被服，送洗衣房处理；

(2) 床垫、床褥、枕芯、棉胎于日光下曝晒，或用紫外线照射；

(3) 用消毒液擦拭或浸泡各类用品；

(4) 开窗通风；

(5) 铺备用床，准备迎接新病人。

19. (1) 使用前，检查轮椅性能，保持其完好；

(2) 推轮椅时，应控制车速保持平稳，使病人舒适；观察病人反应，保证病人安全；

(3) 病人不可前倾、自行站起或下轮椅，以免摔倒，可系安全带避免发生意外。

(4) 根据室外温度适当增加衣服、盖被，注意保暖，防止受凉。

20. (1) 搬运时动作轻稳，协调一致，车速适宜，确保安全；

(2) 搬运时，尽量让病人靠近搬运者，达到省力；

(3) 推车时，应站在病人头侧；上下坡时，病人头部应在高处；保暖；骨折病人需垫木板，并固定好骨折部位；保持引流通畅；进门时避免碰撞；颅脑损伤、颌面部外伤及昏迷的病人应将头偏向一侧。

21. 首先推平车紧靠床边，大轮靠床头，车闸固定；然后协助病人将上身、臀部、下肢依次向平车挪动，此时病人头部卧于大轮端，使病人躺好，用盖被包裹病人。

22. 适用于颈椎、腰椎骨折病人或病情较重的病人。

移开床旁桌椅，升高病床与平车同高，平车紧靠床边，大轮靠床头，固定车闸；将病人的双手交叉于胸前，在病人腰、臀下铺中单或大单；甲站于床头，托住病人头及颈肩部；乙站于床尾，托住病人两腿；丙站于平车侧，紧握中单两角；丁站于床另一边紧握中单另两角；四人合力同时抬起，轻放于平车上，盖好盖被。

(六) 问答题

1. (1) 做好病室环境卫生管理工作；(2) 学习和保持健康的生活方式，维持正常的生理、心理反应；(3) 保持健康的情绪，避免不良情绪状态；(4) 尊重病人的权利和人格，对所有的病人一视同仁；(5) 待人真诚，体验病人的感受，理解病人，使病人感到被理解被支持；(6) 不断学习，保持对工作兴趣和执业能力；(7) 与病人进行有效的沟通，更好地了解和满足病人的需求。

2. (1) 迅速进行登记，办理入院手续；(2) 通知病区准备床单位，做好抢救准备；(3) 用轮椅送病人至病区，与值班护士交接病历。

3. (1) 止血，清创，固定骨折处；(2) 测量健侧生命体征，吸氧；(3) 建立静脉输液通路，配血；(4) 向医院保卫部门报告，并请家属或陪送者留下；(5) 医生到达后，立即汇报处理情况，积极配合抢救。

4.（1）在送往手术室途中，护士应注意：①护士推车时应在病人头侧；平车上垫木板固定骨折部位；②保证吸氧和静脉输液管道的通畅；③车速适宜，确保安全；进门时避免碰撞。

（2）病区护士应做的准备工作：①把备用床改成麻醉床，应是木板床，备好麻醉盘；②准备好抢救设备如心电监护仪、呼吸机、吸氧装置等；③调配人力，做好专人护理准备。

（王金华）

第四章　环　境

（一）选择题

【A₁型题】1. E　2. B　3. C　4. D　5. B　6. C　7. B　8. D　9. C　10. E　11. C　12. E
13. E　14. E　15. D　16. E　17. B　18. C　19. B　20. C　21. D　22. A
23. E　24. D　25. A　26. A　27. D　28. A　29. B　30. E　31. B　32. C
33. A　34. C　35. C　36. E　37. E　38. B　39. D　40. B　41. E　42. C
43. A　44. D　45. E　46. A　47. C　48. E　49. D　50. E　51. C
52. D　53. E　54. A　55. E　56. A　57. C

【A₂型题】1. C　2. E　3. C　4. D　5. E　6. D　7. E　8. C　9. E　10. A　11. D

【A₃型题】1. B　2. C　3. E　4. E　5. D　6. D　7. B　8. A　9. D　10. E　11. C

【B型题】1. A　2. B　3. E　4. B　5. D　6. E　7. C　8. A　9. D　10. A　11. D

【X型题】1. ABCDE　2. ABE　3. ABCDE　4. ABCDE　5. ABCD

（二）名词解释

1. 人类赖以生存的周围一切事物称为环境。

2. 医院感染又叫医院获得性感染，是指病人、探视者、医院工作人员在医院活动期间受到病原菌侵袭而引起诊断明确的感染或疾病。

3. 是指清除物体表面上的一切污秽。

4. 是指清除或杀灭物体上除细菌芽胞外的各种病原微生物。

5. 是指杀灭物体上所有微生物，包括致病和非致病微生物以及细菌的芽胞。

6. 是指在医疗、护理操作过程中，防止一切微生物侵入人体和防止无菌物品、无菌区域被污染的操作技术。

7. 是指经过灭菌处理后未被污染、保持无菌状态的物品。

8. 是指经过灭菌处理后未被污染的区域。

9. 隔离是将传染源传播者（传染病人、带菌者）和高度易感人群安置在指定的地方或特殊环境中，暂时避免与周围人群接触。

10. 指未被病原微生物污染区域。

11. 指介于清洁区与污染区之间，有可能被病原微生物污染的区域。

12. 指传染病人和疑似患者接受诊疗的区域。

13. 是指在护理的全过程中，病人不发生法律法规允许范围以外的心理、机体结构或功能上的损害、障碍、缺陷或死亡。

14. 是指在护理工作中，由于护士的过失，直接造成病人死亡、残疾、组织器官损伤致功能障碍或明显人身损害等后果。

15. 是指在护理工作中，因责任心不强、不严格执行规章制度、违反技术操作规程给病人造成精神及肉体的痛苦，但未造成严重后果。

16. 是指采取多种有效措施，保护护士免受职业损伤因素的侵袭，或将其所受伤害降到最低程度。

17. 是指护士在护理工作中经常暴露于病人的血液、体液及排泄物等污染环境中，有感染特定疾病的危险，即称为护理职业暴露。

（三）是非题

1. × 2. √ 3. × 4. × 5. √

（四）填空题

1. 内环境　外环境

2. 社会物质　精神条件

3. 说话轻　走路轻　操作轻　关门轻

4. 感染源　传播途径　易感人群

5. 103～137　121～126　20～30

6. 三叉钳　卵圆钳　镊子

7. 7

8. 24

9. 名称　铺盘时间　签名

10. 医务人员通道　病人通道　清洁区　污染区

11. 无菌区　清洁区　污染区

（五）简答题

1. 外环境指的是机体的生存环境，又可分为自然环境和社会环境。

2. 自然环境因素和社会环境因素。

3. （1）心理社会环境；（2）物理环境；（3）生物环境。

4. 心理社会环境是指医院为病人进行诊疗的同时，还应为病人提供一个令人感到温暖舒心的就医环境，医生和护士态度和蔼，医德医风优良、人际关系和睦，能够满足病人的心理需要，使病人感到安全舒适、受到尊重与关怀。

5. （1）医患关系；（2）病人之间的关系；（3）医院制度。

6. （1）注意安全，操作时远离汽油、乙醚、氧气等易燃、易爆物品。

（2）在燃烧过程中不得添加乙醇，以免引起烧伤或火灾。

（3）燃烧法对物品的破坏性大，会使物品失去光泽，锐利器械变钝，故锐利刀剪禁用燃烧法。

7. （1）保持灯管清洁、无污垢，至少每两周用无水乙醇棉球擦拭一次。

（2）紫外线消毒的适宜温度为20～40℃，相对湿度为40%～60%。

（3）可戴墨镜或用纱布遮盖双眼，穿防护衣，肢体需用被单遮盖加以保护。

（4）照射后病室应通风换气。

（5）定期检测灯管照射强度，需 $\geq 70\mu W/cm^2$。或记录使用时间，使用时间超过1000h，需更换灯管。

（6）定期做空气培养，以检测灭菌效果。

8. （1）根据物品的性能及病原微生物的特性，选择合适的消毒剂。

（2）严格掌握消毒剂的有效浓度、消毒时间及使用方法。

（3）消毒剂应定期更换，加盖并定期检测，确保其有效浓度。

（4）待消毒的物品必须洗净、擦干，全部浸在消毒液面以下；注意管腔内应注满消毒液，并打开器械的轴节和容器的盖，规格相同的容器不可叠放。

（5）消毒液中不能放置纱布、棉花等物，因这类物品有吸附作用，会降低消毒效力。

（6）经浸泡消毒后的物品，在使用前应用无菌生理盐水冲净；气体消毒后的物品，应待气体挥发后使用，以免消毒剂刺激人体组织。

9. （1）无菌物品和非无菌物品应分开放置，并有明显标志，以利于区分。

（2）无菌物品必须存放于无菌容器或无菌包内；无菌包外应注明物品的名称、灭菌日期，并按灭菌日期先后顺序存放。

（3）无菌包应放置在清洁、干燥处，定期检查，在未被污染的情况下有效期为7天，一经使用、过期或包布受潮应重新灭菌。

10. （1）进行无菌操作时，操作者应面向无菌区，身体与无菌区保持一定距离，但不可面对无菌区讲话、咳嗽、打喷嚏；手臂需保持在腰部或操作台面以上，不可跨越无菌区。

（2）不能用手直接取无菌物品，必须使用无菌持物钳取用；无菌物品一旦取出，不可过久暴露，即使未使用，也不可再放回；无菌物品使用后，必须重新灭菌后方可再用。

（3）无菌操作中，无菌物品潮湿、被污染或疑有污染，不可再用，应予以更换或重新灭菌。

（4）一套无菌物品，仅供一位病人使用一次，以防止交叉感染。

11. 无菌操作前，操作人员要衣帽穿戴整洁、修剪指甲、洗手，戴口罩遮住口鼻，必要时穿无菌衣、戴无菌手套。

12. 防止污染。

13. 朝下，减少污染机会。

14. 横折法和纵折法。

15. （1）铺无菌盘的区域及治疗盘必须清洁干燥，若无菌巾被液体打湿，不可再用。

（2）操作者的手、衣袖及其他非无菌物品不可触及无菌巾的内面，取放无菌物品时，手不可跨越无菌区。

（3）无菌盘如不能立即使用，不可放置过久，应注明铺无菌盘的日期和时间，有效期不超过4h。

16. 结合自己的实习，自我纠正。

17. （1）双手依次掌心擦掌心；

（2）手指交错，掌心与手背搓擦，交换进行；

（3）手指交错，掌心与掌心搓擦；

（4）两手互握，互搓指背关节；

（5）拇指在掌中转动搓擦，交换进行；

（6）指尖在掌心中摩擦，交换进行。每步至少揉搓持续 15s，范围至腕上 10cm。

18. 穿隔离衣口诀：提起衣领伸左手，再伸右手系领扣，系袖扣后污染手，对齐后襟腰结扣。

脱隔离衣口诀：松开腰带结活扣，解开袖子塞袖口，刷手之后解领扣，对齐衣服挂衣钩。

19. 物品回收→分类浸泡初消→手工清洗、超声波清洗、机洗→上油→干燥→检查包装→高压蒸汽灭菌→无菌物品储存→无菌物品发放。

20. （1）物理性损伤；（2）化学性损伤；（3）生物性损伤；（4）医源性损伤。

21. （1）生物因素；（2）化学因素；（3）物理性因素；（4）心理社会因素。

22. （1）立即挤出伤口部位的血液，避免在伤口局部来回挤压，将污染血液推回血管；

（2）用肥皂和流动净水冲洗伤口 5min；

（3）用 0.5% 碘伏、2% 碘酊或 75% 乙醇消毒伤口；

（4）向主管部门汇报；（5）评估锐器伤，根据伤口的深度、暴露时间、范围、病毒数量，做相应的处理。

（六）论述题

1. （1）帮助发现环境对人类的不良影响及有利影响。

（2）护士在与个人、家庭和社会集体接触的日常工作中，应告知他们环境对健康的影响及预防和减轻痛苦的方法。

（3）对环境因素所造成对健康的威胁，进行环境保护教育。

（4）与卫生部门共同协作，提出住宅污染对健康的威胁并提出解决方案。

（5）帮助社区处理环境卫生问题。

（6）参加研究和提供措施，以早期预防各种有害于环境的因素，研究如何改善生活和工作条件。

2. （1）建立三级监控体系，建立感染监测网，做到早发现，早控制。

（2）健全各项规章制度：①管理制度。②监测制度。③消毒质控标准。

（3）医院建筑布局应合理性。

（4）加强对医务人员和病人及家属的预防和控制感染的教育。

3. 不违反无菌操作的原则，方案科学合理。

4. （1）病人出院或转科，应先进行个人卫生处理和个人物品消毒。

（2）病室的终末消毒：①病室，床单位的消毒；病人用过的家具、墙壁及地面消毒的。②被服类消毒后再清洗。③床垫、被胎、毛毯和枕芯还可用日光曝晒或送消毒室处理。④其他医疗器械、生活用品及生活废物，按规定消毒处理。

5. （1）加强教育；（2）提高法律意识；（3）加强培训；（4）建立安全管理制度，还要建立监测网络：①医院实行"护理部→科护士长→病区护士长"三级目标管理责任制。②监督检查护理工作使用的物品质量、性能等。③对重点环节应重点监控。

6. （1）加强自我防护意识；（2）使用中的防护；（3）严格管理医疗废物；（4）纠正易致损伤的危险行为；（5）建立受伤员工监控体系；（6）合理安排工作。

（宋晶　关淑君）

第五章 舒 适

（一）选择题

【A₁型题】 1. D　2. E　3. A　4. B　5. C　6. E　7. B　8. C　9. B 10. C　11. E　12. C

13. D　14. B　15. A　16. B　17. B　18. B　19. D　20. E　21. C　22. E

23. E　24. C　25. D　26. C　27. A　28. E　29. C　30. D　31. E　32. A

33. B　34. B　35. A　36. C　37. C　38. D　39. B　40. E　41. E　42. C

【A₂型题】 1. B　2. C　3. A　4. E　5. D　6. E　7. C　8. B

【A₃型题】 1. D　2. B　3. E　4. A　5. B　6. D　7. C　8. E　9. B

【B型题】 1. A　2. C　3. B　4. E　5. A　6. E　7. C　8. A

【X型题】 1. ABCD　2. ABCDE　3. ABD　4. ABCDE

（二）名词解释

1. 是一种自我感觉，是身心都感到愉快、满足、没有疼痛、没有忧愁的轻松和安宁的状态。

2. 指信仰、信念、自尊、自我实现、生命价值等精神需求的满足。

3. 病人身体活动自如，体位可随意改变称主动卧位。

4. 病人自身无变换卧位的能力，躺在被安置的卧位称被动卧位。

5. 病人意识清晰，也有变换卧位的能力，由于疾病的影响而被迫采取的卧位，称被迫卧位。

6. 是指局部组织长时间受压，血液循环发生障碍，局部组织持续缺血、缺氧、营养不良而致的组织溃烂和坏死。

7. 是一种令人不快的感觉和情绪上的感受，伴随着现有的或潜在的组织损伤，疼痛是主观的。

（三）是非题

1. √　2. ×　3. ×　4. √　5. √

（四）填空题

1. 生理舒适、心理舒适、环境舒适、社会舒适

2. 身体或肢体活动、病人安全，

3. 高热、昏迷、大手术后、协助和指导

4. 外面、内面、咬合面、硬腭及舌面

5. 眼、耳内、室温、水温

6. 近侧、对侧、健侧、患侧

7. 勤翻身、勤按摩、勤擦洗、勤整理、勤更换

8. 舒适、皮肤抵抗力、压疮

（五）简答题

1.（1）生理病理方面：如饥饿、发热、咳嗽等；（2）心理方面：如疾病带来的恐惧与担忧；（3）环境方面：通风不良、噪音、气味，不适宜的温湿度等；（4）社会方面：人际关系不协调，医疗费用负担过重等。

2.（1）消除或减轻病理因素带来的不适；（2）提供舒适的体位；（3）保持身体清洁；（4）保证充分的休息与适当的活动；（5）供给充足营养与水分

3.（1）技术娴熟，服务热情周到；（2）利用沟通技巧，使病人不良的情绪得到宣泄；（3）做好病人的心理咨询和心理安慰等工作；（4）指导病人正确调节情绪，建立舒适的心理环境。

4.（1）某些面颈部手术后的病人；（2）心肺疾患和急性左心衰竭导致呼吸困难的病人；（3）腹腔、盆腔手术后或有炎症的病人；（4）疾病恢复期体质虚弱的病人。

5.采取半坐位可借重力的作用，使膈肌下降，胸腔容积增大，改善呼吸困难及缺氧症状，部分血液滞留在盆腔及下肢，减少回心血量，从而减轻心脏的负担和肺瘀血，减轻了呼吸困难症状。

6.（1）促使感染局限化；（2）减轻中毒反应；（3）防止膈下脓肿的形成，半坐位可防止感染向上蔓延；（4）减轻刀口疼痛，促进舒适，利于刀口愈合。7.（1）仰卧位；（2）侧卧位；（3）半坐卧位；（4）端坐位；（5）俯卧位；（6）头高足低位；（7）头低足高位；（8）膝胸卧位；（9）截石位。

8.（1）作肛门、直肠、乙状结肠镜检查及治疗；（2）矫正子宫后倾或胎位不正；（3）促进产后子宫复原；

9.（1）应向病人解释清楚，取得病人的合作；（2）协助病人翻身时，不可拖拉，注意节力原则，二人以上操作时应注意动作协调；（3）确保病人安全，防止坠床及各种插管脱出等意外情况的发生；（4）变换卧位的间隔时间，应根据病情及皮肤受压情况而定；（5）颅脑术后病人翻身后应取健侧卧位或仰卧位，且头部不可剧烈翻转；颅骨和颈椎牵引的病人，翻身时不可放松牵引；石膏固定和有伤口的病人，变换卧位后应将患处放于适当位置，防止受压。

10.（1）床档：多功能床档、半自动床档、木制床档；（2）约束带：宽绷带约束带、肩部约束带、膝部约束带及尼龙褡扣约束带；（3）支被架。

11.（1）意识障碍、危重、抽搐、精神异常、年老体弱及儿科病人；（2）肢体瘫痪、极度衰弱的病人、烧伤时暴露疗法。

12.（1）取得病人或家属的同意，严格掌握保护具应用的适应证；（2）保护具只能短期使用，并使肢体处于功能位置，垫衬垫，一般能伸入 1～2 指为宜，15min 观察一次受约束部位的血液循环；（3）定时松解，每两小时放松一次，必要时局部按摩，促进血液循环。（4）记录使用保护具的原因、时间、部位、观察结果、护理措施、解除时间。

13.（1）协助病人排便与漱洗；（2）做好病人的皮肤护理；（3）整理床铺，必要时更换衣服、床单和被套等；（4）注意观察病情，进行心理护理和卫生宣教；（5）整理床单位，开窗通风，保持病室空气新鲜。

14.（1）保持口腔清洁、湿润，预防感染，使病人舒适；（2）去除口臭、口垢，促进食欲，保持口腔正常功能；（3）观察口腔黏膜和舌苔的变化及特殊的口腔气味。

15.

名　称	作　用
生理盐水	清洁口腔，预防感染
朵贝尔溶液（复方硼酸溶液）	轻微抑菌，除臭
1%～3%过氧化氢	遇有机物时，放出新生氧，抗菌除臭
2%～3%硼酸溶液	为酸性防腐剂，抑菌
1%～4%碳酸氢钠溶液	为碱性药剂，用于真菌感染
0.02%呋喃西林溶液	清洁口腔，广谱抗菌
0.1%醋酸溶液	用于铜绿假单胞菌感染

16.（1）擦洗时，同一个棉球不可反复使用；（2）擦洗时动作要轻，特别是对凝血功能不良、口腔有溃疡的病人，要防止碰伤组织及破损处；（3）昏迷病人禁忌漱口；义齿刷净后，浸于冷开水中保存；需用张口器时，应从臼齿处放入；擦洗时必须使用血管钳夹紧棉球，一次一个，防止棉球遗留在口腔内；棉球蘸漱口水不可过湿，以防病员将溶液吸入呼吸道；（4）传染病病人的用物按照消毒隔离原则处理。

17. 适用于不能自行沐浴的病人如衰竭、使用石膏、牵引等病人。

操作目的：（1）保持皮肤清洁，使病人舒适；（2）促进皮肤血液循环，防止发生压疮等并发症；（3）观察和了解病人的病情。

18.（1）局部组织长期受压；（2）局部理化因素刺激；（3）全身营养不良。

19.（1）瘀血红润期：出现红、肿、热、麻木或有触痛，解除压力30min后，皮肤颜色不能恢复正常。

（2）炎性浸润期：局部皮肤红肿向外扩大、浸润、变硬，部分可呈紫红色，压之不退色，有触痛；表皮可有大小不等的水疱形成。

（3）溃疡期：轻者水疱破溃，面有黄色渗出液流出，感染后表面有脓液覆盖，使浅层组织坏死，溃疡形成；重者，脓性分泌物增多，坏死组织侵入真皮下层和肌层，甚至深达骨骼，组织发黑，有臭味，严重者可引起败血症，危及病人的生命。

20.（1）避免局部组织长期受压；（2）避免局部皮肤受刺激；（3）促进局部血液循环；（4）增加营养的摄入。

21.（1）鼓励和协助病人经常更换卧位；（2）保护骨骼隆突处和支持身体空隙处；（3）正确使用石膏、夹板、牵引等矫形器械。

22.（1）观察受压部位皮肤情况，严格交接班；（2）温水擦浴；（3）促进局部的血液循环，有按摩皮肤和红外线灯照射两种方法，常用的按摩方法有手法按摩（全背和局部）、电动按摩器。

23.（1）护理原则是"控制感染，促进愈合"；（2）溃疡面较浅时，可先按外科无菌换药法清洁创面，然后再用红外线灯或鹅颈灯照射；（3）也可采用鸡蛋皮内膜覆盖，起到保护创面，消炎杀菌，促进愈合的作用。

24.（1）操作时动作轻稳，注意节力，二人操作时应动作协调；（2）保证病人的安全、舒适，减少暴露，必要时用床档，减少暴露；（3）病人被服每周更换1～2次，若被污染应立即更换；（4）应湿式清扫，一床一巾，用后消毒。禁止在病房、走廊堆放更换下来的衣物。

25．（1）物理因素：如烫伤，灼伤，冻伤；（2）化学因素：化学物质如强酸，强碱或化学药物造成疼痛；（3）生理病理因素：如分娩时子宫的收缩痛，水肿的压迫；（4）心理因素：愤怒，悲伤、恐惧、焦虑、紧张等。

26．（1）刺激大小；（2）年龄差异；（3）个人经历；（4）社会文化；（5）注意力；（6）个体差异；（7）情绪影响。

27．（1）心理护理；（2）物理止痛；（3）中医止痛；（4）药物止痛

28．（1）减轻心理压力；（2）转移注意力；（3）提供舒适的环境。

（六）案例分析题

1．（1）中凹卧位

（2）因为抬高头胸部，膈肌下降，胸腔容积增大，保持气道通畅，有利于改善呼吸及缺氧症状；抬高下肢，有利于静脉回流，增加心输出量，缓解休克症状。

2．（1）炎性浸润期

（2）护理原则是"保护皮肤，避免感染"。对未破溃的小水疱减少摩擦，防止破裂，让其自行吸收；未破溃的大水疱，应先消毒，再用无菌注射器抽出泡内液体，勿剪掉表皮，表面涂消毒液，用无菌敷料包扎或配合红外线照射，治疗；继续加强压疮的预防措施，如防止局部继续受压、受潮等。

（尹卉　吴秋颖）

第六章　饮食护理

（一）选择题

【A₁型题】1. C　2. A　3. D　4. C　5. B　6. C　7. C　8. B　9. B　10. D　11. C　12. E　13. D　14. E　15. C　16. C　17. A　18. D　19. C　20. D　21. B　22. B　23. B　24. D　25. C

【A₂型题】1. E　2. D

【A₃型题】1. C　2. C　3. D　4. D

【B型题】1. B　2. A　3. E　4. A　5. C　6. E　7. B　8. D

【X型题】1. ABDE　2. ABCDE

（二）名词解释

1．是将胃管经过鼻腔插入胃内，从管内灌注流质饮食，水和药物的方法。

2．又称元素饮食。是一种化学精制食物，含有全部人体所需要易于吸收的营养成分。

3．亦称诊断饮食，是指在特定的时间内，通过对饮食内容的特殊调整，来协助疾病诊断和提高实验检查结果的正确性。

4．是指针对营养失调及疾病的状况，而适当调整某一种或几种营养素的摄入量，以达到治疗疾病目的的饮食。

5．是指营养液由胃肠道外途径供给，使病人在不进食的状况下，仍然可以维持良好的营养状态，增加体重，修复创伤的一种治疗方法。

（三）是非题

1. × 2. × 3. √

（四）填空题

1. 抽吸胃液、听气过水声、检查气泡　　2. 迅速、气管

3. 40g／d　　　　　　　　　　　　　4. 胃内、200、2

5. 45～55

（五）简答题

1.（1）不能经口进食者，如：昏迷、口腔疾患及口、咽、气管手术后，不能张口的病人；（2）拒绝进食者；（3）早产儿和病情危重的病人。

2. 医院在饮食上分基本饮食、治疗饮食、试验饮食。

3. 特殊饮食护理包括鼻饲法、要素饮食、胃肠外饮食。

4. 验证胃管是否在胃内的方法有①接注射器抽吸胃液，②将胃管尾端放入水中，③将听诊器放于胃部，用注射器注入 10ml 空气听气过水声。

5.（1）病人进食前的护理：①环境准备；②病人的准备；③工作人员准备。（2）病人进食时的护理：①协助配餐员，正确分发饮食；②观察病人进食情况，鼓励病人进食。（3）病人进食后护理：①督促并协助病人进食后洗手、漱口或做口腔护理。②及时清理食物残渣，整理床单位；③对禁食或延迟进食的病人，应做好交接班工作；④进食后根据需要做好记录。

（六）问答题

1.（1）鼻饲插管会给病人带来一定的心理压力和不适，操作前必须向病人解释目的及配合方法，让其理解与配合。（2）插管中动作要轻稳，防止损伤鼻腔及食道黏膜。（3）喂食前必须先证实胃管在胃内。（4）喂食时，每次鼻饲量不超过 200ml，间隔时间不少于 2h，如喂药物时需将药片研碎，溶解后再灌注。（5）长期鼻饲病人每天进行口腔护理，胃管应每周更换一次，于晚间末次喂食后拔管，次日晨再由另一侧鼻孔插入。

2.（1）严格无菌操作，预防感染并发症的出现。包括三个环节，即穿刺置管、配制营养液及置管进皮处护理均需保持无菌。（2）保持导管畅通，防止脱落。输液间歇，静脉导管要用肝素封管，防止管内残余血液凝固，堵塞管腔。（3）禁忌经静脉营养管道处输血，抽血，监测中心静脉压等。（4）加强巡视观察。如发现病人有恶心、心慌、出汗、胸闷及寒颤、高热等症状时，应查明原因，调整滴速或给予相应处理。（5）做好监测，定期检查血糖、尿糖、血生化、肝、肾功能等项目，以便根据体内代谢变化及时调整营养液配方，防止发生并发症。（6）定期对病人的饮食，胃肠功能，营养状况进行评估。尽早恢复胃肠功能。逐步由胃肠外营养转向胃肠内营养。

3. 在胃肠外营养的过程中，严格无菌操作，包括三个环节，即穿刺置管、配制营养液及置管进皮处护理均需保持无菌。营养液的配制，必须具备符合要求的设备和环境条件，应按无菌技术（即在万级净化条件下，百级超净工作台上）进行操作，应由药剂专业人员负责。配制好的营养液应在 24h 内使用完。因故不能及时输注时，应放入冰箱（4℃）保存，注意保洁，不得造成污染。

（郭俊）

第七章　生命体征的护理

（一）选择题

【A₁ 型题】1. D　2. B　3. B　4. C　5. D　6. A　7. A　8. E　9. C10. D　11. D　12. B
　　　　　　13. C　14. B　15. E　16. D　17. C　18. E

【A₂ 型题】　1. B　2. E　3. B

【A₃ 型题】　1. C　2. B　3. D　4. D　5. E　6. D　7. B　8. C　9. D10. E　11. E　12. A
　　　　　　13. E　14. E

【B 型题】　1. D　2. A　3. C　4. B

【X 型题】　1. ACDE　2. ABDE　3. ACDE　　4. ABDE

（二）名词解释

1. 是由于各种原因导致的体温升高超过正常范围的现象。

2. 体温持续在 39.0 ~ 40.0℃左右，达数日或数周，波动幅度小，24h 波动范围不超过 1℃，常见于伤寒、大叶性肺炎等。

3. 体温在 39.0℃以上，波动幅度大，24h 波动范围超过 2℃，最低体温仍高于正常水平。常见于败血症、化脓性疾病等。

4. 高热与正常体温交替有规律地反复出现，间歇数小时、1 天、2 天等。常见于疟疾等。

5. 不规则热：体温在 24 小时中的变化不规则，持续时间不定，常见于流行性感冒、肿瘤性发热等。

6. 即每分钟脉搏搏动的次数。正常成人在安静状态下，脉率为 60 ~ 100 次/min，正常情况下，脉率和心率是一致的。

7. 即脉搏的节律性。正常脉搏的节律是有规则、均匀地搏动，间隔时间相等。

8. 在一系列正常均匀的脉搏中，出现一次提前而较弱的搏动，其后有一较正常延长的间歇，亦称过早搏动或期前收缩。

9. 指单位时间内脉率少于心率，脉搏细速不规则，听诊时心律完全不规则，快慢不一，心音强弱不等。

10. 是一种周期性的呼吸异常，周期约 30 ~ 120s；其特点：开始呼吸浅慢，以后逐渐加快加深，达高潮后又逐渐变浅变慢，而后呼吸暂停数秒后再次出现上述状态，如此周而复始。

11. 表现为呼吸与呼吸暂停现象交替出现。其特点：有规律的呼吸几次后，突然暂停呼吸，周期长短不同，随后又开始呼吸，如此反复交替出现。常见于颅内病变或呼吸中枢衰竭的病人。

12. 是一种深长而规则的呼吸，多见于尿毒症、糖尿病引起的代谢性酸中毒病人。

13. 是指呼吸频率、节律和深浅度的异常，病人主观上感到空气不足，客观上表现为呼吸费力。

14. 即吸气时有一种高音调的音响，多由于声带附近阻塞，使空气进入发生困难所致，常见于喉头水肿、痉挛、喉头有异物等病人。

15. 由于气管或支气管有较多的分泌物蓄积，使呼吸时发出粗糙的鼾声，常见于深昏迷病人。

16. 成人收缩压在 140mmHg（18.6kPa）以上，舒张压在 90mmHg（12.0kPa）以上，称为高血压。

17. 成人血压 <90/60mmHg，称为低血压。

（三）是非题

1. √　　2. √

（四）填空题

1. 36.0~37.0、36.3~37.2、36.5~37.7。

2. 37.3~38.0、38.1~39.0、39.1~41.0、41

3. 24、高热、缺氧、10、颅内疾病、安眠药中毒

4. 60~100、一致的

5. 有规则、均匀地搏动、相等的、动脉的充盈程度、动脉管壁弹性、脉压大小

6. 收缩压、舒张压

7. 肱动脉、90~140mmHg（12~18）、60~90mmHg（8~12）、30~40mmHg（4~5.3）

（五）简答题

1.（1）体温在 35.0℃以下称体温过低；（2）常见于早产儿及全身衰竭的危重病人；（3）护理措施：①及时报告医生，并设法提高室温（24~26℃为宜），加强保暖。②密切观察生命体征，做好抢救的准备。③做好心理护理，合理解释体温过低的原因，消除病人的紧张情绪。

2. 脉搏短绌时，应由两名护士同时测量，一人听心率，另一人测脉率，两人同时开始，由听心率者发出"起"、"停"口令，测 1min。

3.（1）诊脉前应使病人安静，如有活动或情绪激动时，应休息 20min 后再测；（2）不可用拇指诊脉，以免拇指小动脉搏动与病人脉搏相混淆；（3）为偏瘫病人测脉搏，应选择健侧肢体。

4.（1）测前如有剧烈活动、情绪激动等，应休息 30min 后再测；（2）测呼吸时不应使病人觉察；（3）应注意观察呼吸的节律、深浅度及气味等变化。

5.（1）做好心理护理，使病人情绪稳定；（2）环境与休息，降低耗氧量；（3）调整体位，取坐位或端坐卧位；（4）保持呼吸道通畅，清除呼吸道分泌物，必要时吸痰；（5）吸氧；（6）给药，必要时可用人工呼吸机辅助呼吸；（7）健康教育。

6.（1）环境整洁安静，光线充足；（2）病人体位舒适，方便操作；（3）血压计、听诊器、记录本、笔。

（六）问答题（案例分析题）

1.（1）保暖　调节室温，注意保暖，必要时给热饮料。

（2）降温　物理降温。体温超过 39℃，可用冰袋冷敷头部；体温超过 39.5℃时，可用酒精擦浴、温水擦浴或作大动脉冷敷。也可遵医嘱给予药物降温。采取降温措施半小时后观测体温，并做好记录及交班。

（3）密切观察　发热病人应每隔 4 小时测量体温一次，同时注意观察生命体征。小儿高热易惊厥，应及时报告医生。体温恢复正常三天后，可递减为每日测两次

体温。

(4) 卧床休息　减少活动，同时注意调节室内光线、温度及避免噪音。

(5) 补充营养水分　给病人易消化的流质或半流质饮食，鼓励少量多餐，多饮水。不能进食者遵医嘱予以静脉输液或鼻饲。

(6) 口腔护理　在晨起、睡前、饭后协助病人漱口，或由护士进行口腔护理，每日2次，防止口腔感染。口唇干裂者应涂油保护。

(7) 皮肤护理　及时擦干汗液，更换衣服及床单、被套、以防着凉。

(8) 心理护理　体贴、安慰病人，及时有效地解除躯体痛苦，消除其不安心理。

(9) 健康教育　为病人讲解有关发热方面的自我护理知识，教会病人如何测量体温、进行物理降温、安排合理的饮食及休息等。

2. 答题要点：（1）病人热型属于稽留热；（2）病人发热处于高热持续期；（3）护理措施：①降温，降温后半小时测温，做好记录及交班；②每4小时测温一次；③卧床休息；④给流食或半流食，鼓励饮水；⑤协助病人漱口，防止口腔感染；⑥心理护理；⑦健康教育。

3. 答题要点：（1）测血压，应测量右上肢，患侧血液循环障碍，不能真实地反映血压的动态变化。（2）听不清时先将袖带内气体驱尽，水银柱降至"0"点，稍待片刻，重新测量，连续测2~3次，取其最低值。

4. 答题要点：（1）病人有痰鸣音，为肺感染伴哮喘发作，此呼吸困难类型应为混合性呼吸困难。（2）安慰病人，缓解紧张情绪、取端坐位、保持呼吸道通畅、给予低浓度、低流量吸氧、认真执行医嘱、密切观察病情、做好抢救记录、避免携带致敏物品进入病室。

（七）讨论题

1. 答题要求：从误差方面考虑。

2. 答题要求：从人体生理活动特点上考虑。

3. 答题要求：从误差方面考虑。

（刘捷）

第八章　排泄护理

（一）选择题

【A₁型题】1. D　2. B　3. A　4. C　5. C　6. D　7. A　8. B　9. D 10. A　11. C　12. C
　　　　　13. D　14. D　15. B　16. C　17. E　18. B　19. B　20. E　21. D　22. C　23. A
　　　　　24. D　25. E　26. B　27. E　28. B　29. D　30. D

【A₂型题】　1. B　2. B　3. E　4. E　5. C

【A₃型题】　1. C　2. D　3. D　4. E　5. D　6. D

【B型题】　1. C　2. E　3. B　4. A　5. A　6. E

【X型题】　1. ABDE　2. CD　3. ABDE

（二）名词解释

1. 是指24h尿量超过2500ml。

2. 是指24h尿量少于400ml或每小时尿量少于17ml。

3. 是指24h尿量少于100ml或12h内无尿者。

4. 主要表现为尿频、尿急、尿痛。

5. 是指排尿失去控制，尿液不自主地流出。

6. 是指膀胱内潴留大量尿液而又不能自主排出。

7. 是在严格无菌操作下，用导尿管经尿道插入膀胱引出尿液的技术。

8. 是将溶液经留置导尿管灌入到膀胱内，再利用虹吸原理将溶液引流出来的方法。

9. 是指频繁排出稀薄不成形的粪便或水样便。

10. 是指排便次数减少，粪质干硬，排便不畅、困难。

11. 指粪便滞留在直肠内，坚硬不能排出。

12. 指肛门括约肌不受意识的控制而不自主地排便。

13. 指肠道内有过量气体积聚，不能排出，肠壁牵张膨胀。

14. 是将一定量的溶液通过肛管，由肛门经直肠灌入结肠的技术，以帮助病人清洁肠道、排便、排气或由肠道供给药物，达到确定诊断和治疗的目的。

15. 是将肛管从肛门插入直肠，以排除肠腔内积气的方法。

（三）是非题

1. ×   2. ×   3. √

（四）填空题

1. 18～20，耻骨前弯，耻骨下弯，尿道外口，膜部，尿道内口

2. 4～5，阴蒂，阴道，肛门

3. 1000ml，虚脱，血尿

4. 500～1000ml，200～500ml，50～100ml

5. 肥皂水，生理盐水

6. 消化道出血，妊娠，急腹症，严重的心血管疾病

（五）简答题

1. （1）正常排尿：量和次数，24h 尿量约为 1000～2000ml；颜色淡黄；有特异性气味，澄清透明，pH5～7，弱酸性；比重 1.015～1.025。

（2）排便：圆柱状，柔软成形，表面有少量黏液，24h 平均量 150～200g，黄褐色，粪臭味，可受食物和药物种类的影响。

2. （1）心理护理；（2）皮肤护理；（3）引流尿液；（4）帮助病人恢复排尿功能；留置导尿。

3. （1）心理护理；（2）环境和姿势；（3）诱导排尿；（4）药物治疗；（5）导尿。

4. （1）心理护理；（2）健康教育；（3）提供适当的排便环境；（4）采取合适的体位和姿势；（5）腹部按摩；（6）口服缓泻剂；（7）简易通便剂。

5. （1）心理护理；（2）卧床休息；（3）遵医嘱给药；（4）调整饮食；（5）肛周护理；（6）观察记录；（7）健康教育。

6. （1）心理护理；（2）保持室内空气清新；（3）加强皮肤护理；（4）重建病人控制排便的能力；（5）健康教育。

7. （1）严格无菌操作；（2）观察病人反应，使用适宜的导尿管动作轻柔；维护病人自尊；（3）误入阴道需更换尿管重新插入；（4）膀胱高度膨胀，初次放尿不可超过 1000ml。

8.（1）根据医嘱正确选择灌肠溶液，掌握灌肠溶液的温度、浓度、流速、压力和溶液的量；（2）严密观察病人反应，灌肠时病人如有腹胀或便意，应嘱病人张口呼吸；（3）禁忌证：消化道出血、妊娠、急腹症、严重的心血管疾病、结肠癌。

9.

各类灌肠法操作要点对照表

项目		目的	常用溶液	溶液温度	操作要点	禁忌证
不保留灌肠	大量	刺激肠蠕动；清洁肠道；减轻中毒；降温	0.1%～0.2%肥皂水或等渗盐水；500～1000ml	一般39～41℃；降温28～32℃；中暑4℃。	左侧卧位；肛管插入直肠7～10cm；保留5～10min；降温保留30min；液面距肛门40～60cm	肝昏迷病人禁用肥皂水；妊娠，急腹症，消化道出血，严重心血管疾病禁操作
	清洁	彻底清除肠道的粪便	0.1%～0.2%肥皂水500ml；等渗盐水若干毫升	39～41℃	同上述要点1～3条，第一次用肥皂水，以后用等渗盐水，排出澄清无粪块液体为止。灌肠压力：一般距肛门30cm	
	小量	软化粪便，排除肠积气，减轻腹胀	1：2：3溶液；甘油和温水各50ml	一般38℃	同上述操作要点的1～2条，保留10～20min，灌毕再灌入5～10ml温水	
保留灌肠		灌入药液，保留在直肠与结肠内，镇静、催眠；治疗感染	10%水合氯醛，肠道杀菌剂用量少于200ml	39～41℃	根据病变部位选择卧位，插管深度10～15cm，保留1h以上，灌前嘱病人排便，压力小于30cm	直肠、结肠手术后，便失禁病员禁止操作

（六）案例分析题

答题要点：保持引流管通畅；防止逆行感染；训练膀胱功能。

（李馨　邱娟）

第九章　药物疗法

（一）选择题

【A₁型题】1. C　2. A　3. E　4. D　5. A　6. B　7. D　8. B　9. C　10. E　11. D　12. C
　　　　13. D　14. E　15. D　16. A　17. A　18. B　19. C　20. A　21. B　22. E
　　　　23. A　24. A　25. C　26. B　27. C　28. C　29. E　30. C　31. B　32. B
　　　　33. A　34. E　35. C　36. B　37. C　38. C　39. D　40. D　41. B　42. C
　　　　43. E　44. D　45. D　46. C

【A₂型题】1. C　2. E　3. B　4. D　5. D　6. C　7. A　8. D　9. B

【A₃型题】1. B　2. D　3. E　4. C　5. A　6. B　7. E　8. A　9. A

【B型题】1. E　2. A　3. B　4. E　5. C　6. D　7. A　8. D　9. E

【X型题】1. ABCD　2. ABCD　3. ABCDE　4. ABCDE　5. AC

（二）名词解释

1. 将少量药液或生物制品注射于表皮与真皮之间的方法。

2. 将少量药液或生物制品注入皮下组织的方法。

3. 将一定量的药液注入肌肉组织的方法。

4. 自静脉注入无菌药液的方法。

5. 是指用雾化装置将药液和水分吹散成细小的雾滴，使其悬浮在吸入的空气中，经口或鼻吸入呼吸道，以达到预防和治疗疾病的作用。

（三）是非题

1. √　2. ×　3. ×　4. √　5. ×

（四）填空题

1. 内服药、外用药、注射药、新颖剂型（理解）

2. 准确的用药病人、给药时间、药物剂量、药物浓度、给药途径（掌握）

3. 湿化呼吸道、控制呼吸道感染、改善通气功能、预防呼吸道感染

4. 药物用量、药物制剂、给药途径、给药时间、联合用药

5. 年龄与体重、性别、疾病因素、心理行为因素

6. 一副注射器、一根止血带、一个垫枕

7. 动静脉、皮下、肌肉

8. 医嘱单、体温单、病历卡、床头卡、注射卡、门诊卡

9. 眼、鼻、耳

（五）简答题

1.（1）药柜放在光线明亮处，避开阳光直射，专人保持其整洁，定期检查药品质量。

（2）药物分类放置，按有效期先后排列；剧麻药有明显标记，加锁保管，列入交班。

（3）药瓶应有标签：内服用蓝边，外用是红边，剧毒用黑边。有药名、剂量、浓度，中、拉丁文对照书写。

（4）药品要定期检查，无标签、过期、变色、混浊、发霉、异味、潮解和沉淀均不可使用。

（5）分类保存　根据药物的性质妥为保存①容易氧化和遇光变质的药物应装在有色瓶中盖紧，针剂入盒内用黑纸遮盖。②容易挥发、潮解或风化的药物，需装瓶盖紧。③易被热破坏的放在冰箱内冷藏 2～10℃保存。υ易燃药物应远离明火并单独存放于阴凉低温处。

2.“三查”　操作前、操作中、操作后查（查八对内容）。

“八对”　对床号、姓名、药名、浓度、剂量、方法、时间、失效期。

3.（1）根据医嘱给药；（2）严格执行查对制度；（3）正确安全操作方法给药；（4）用药后加强观察；

4.（1）药物方面的因素：①药物用量；②药物制剂；③给药途径；④给药时间；⑤联合用药。

（2）机体方面的因素：①年龄与体重；②性别；③疾病因素；④心理、行为因素。

5. （1）抗生素及磺胺类药物必须准时给药。（2）磺胺类药物和发汗药，服后应多饮水。（3）止咳糖浆对呼吸道黏膜起安抚作用，服后不宜饮水。（4）健胃药宜在饭前服。（5）强心苷类药物服用前应先测量脉率。（6）对牙齿有腐蚀作用和使牙齿染色的药物用饮水管吸入药液，服药后漱口。（7）服用铁剂时应忌饮茶。（8）助消化药以及对胃黏膜有刺激性的药物，应在饭后服。

6. （1）严格执行查对制度。（2）严格遵守无菌操作原则。（3）选择合适的注射器和针头。（4）选择合适的注射部位。（5）排尽空气。（6）检查回血。（7）掌握无痛注射技术。（8）严格执行消毒隔离制度，预防交叉感染。

7. （1）用药前，必须询问三史。已知过敏者禁做过敏试验。（2）青霉素水溶液必须现配现用。（3）配制试验液或生理盐水应专用。（4）皮内试验时应备好急救药物和设备，门诊首次注射病人应休息半小时再离开。（5）试验结果需二人判断，若为阳性者禁用青霉素，并在两单四卡上标明"青霉素阳性"，同时告知本人及其家属。（6）停药三天以上或在用药中途更换批号时，都必须重做过敏试验。（7）若试验结果为可疑阳性，则可作对照试验。

8. （1）立即平卧、停药，就地抢救，注意保暖。

（2）0.1%盐酸肾上腺素 0.5～1ml，st，H，如不缓解可每隔 30min 一次，直至脱离危险。

（3）吸氧，口对口人工呼吸，并肌注呼吸兴奋剂。喉头水肿时，气管插管或气管切开。

（4）心跳骤停时，立即行胸外心脏按摩，同时施行人工呼吸。

（5）给予激素类或抗组胺类药

（6）如血压下降不回升，可用低分子右旋糖苷，必要时可给予升压药物，

（7）纠正酸中毒。

（8）观察与记录：密切观察病人的意识、生命体征、尿量等，做好记录。病人未脱离危险期，不宜搬动。

9. （1）试验药液配制要求：每毫升试验液含青霉素 500 u /ml。皮内注射 0.1ml（含 50 u）为标准。

（2）配制方法

青霉素过敏试验药液配制法（500 u /ml）

青霉素	加生理盐水	青霉素药液含量	要求
80 万/支	4ml→	20 万 u /ml	溶解
取上液 0.1ml	4ml→	20000 u /ml	摇匀
取上液 0.1ml	0.9ml→	2000 u /ml	摇匀
取上液 0.25ml	0.75ml→	500 u /ml	摇匀

10. （1）试验药液配制要求：每 ml 试验液含氨苄西林 0.5mg /ml。皮内注射 0.1ml（含 0.05mg）为标准。

（2）配制方法

氨苄西林过敏药液配制方法（0.5mg/ml）

氨苄西林	加生理盐水	氨苄西林药液含量	要求
0.5/支	2ml→	0.25g/ml	溶解
取上液 0.1ml	0.9ml→	25mg/ml	摇匀
取上液 0.1ml	0.9ml→	2.5mg/ml	摇匀
取上液 0.2ml	0.8ml→	0.5mg/ml	摇匀

11.（1）试验药液配制要求：皮试液剂量一般为 0.5mg/ml，皮内注射 0.05～0.1ml（含 0.025～0.05mg）为标准。

（2）配制方法

头孢菌素类药物过敏试验药液配制法（0.5mg/ml）

头孢菌素类药物	加生理盐水	头孢菌素药液含量	要求
1g/支	2ml→	500mg/ml	溶解
取上液 0.1ml	0.9ml→	50mg/ml	摇匀
取上液 0.1ml	0.9ml→	5mg/ml	摇匀
取上液 0.1ml	0.9ml→	0.5mg/ml	摇匀

12.（1）试验药液配制要求：每毫升试验液含链霉素 2500u。皮内注射 0.1ml（含 250u）为标准。

（2）配制方法

链霉素过敏试验药液配制法（2500u/ml）

链霉素	加生理盐水	链霉素药液含量	要求
100 万 u/支	3.5ml→	25 万 u/ml	溶解
取上液 0.1ml	0.9ml→	2.5 万 u/ml	摇匀
取上液 0.1ml	0.9ml→	2500u/ml	摇匀

13.（1）试验药液配制要求　每毫升试验液含破伤风抗毒素 150IU。皮内注射 0.1ml（含 15IU）为标准。

（2）配制方法　每支 TAT 含 1500IU 破伤风抗毒素，取其 0.1ml 加生理盐水稀释到 1ml 摇匀，即 150IU/ml。

14.
青霉素过敏反应的临床表现

过敏类型	发生时间	临床表现
过敏性休克	（1）可发生在青霉素皮肤过敏试验时 （2）可发生在用药后数秒钟或数分钟内，也有发生在用药后 30min 左右 （3）极少数病人发生于连续用药过程中	呼吸道阻塞：胸闷、气急伴濒危感。 循环衰竭：面色苍白，冷汗，发绀，脉细弱，血压下降。 中枢神经系统：头晕，眼花，面及四肢麻木，烦躁不安，意识丧失，抽搐，大小便失禁等

过敏类型	发生时间	临床表现
血清病型反应	一般发生于用药后 7 ~ 12 天内	临床表现和血清病相似，有发热、关节肿痛、皮肤发痒、荨麻疹、全身淋巴结肿大、腹痛等
器官组织过敏反应		皮肤过敏反应：主要有瘙痒、荨麻疹，严重者发生剥脱性皮炎。呼吸道过敏反应：哮喘或促发原有哮喘发作消化道过敏反应：过敏性紫癜，以腹痛和便血为主

15.（1）试验药液配制　要求每毫升皮试液含细胞色素 C0.75mg。取细胞色素 C（每支 2ml 含 15mg）0.1ml，加生理盐水至 1ml，稀释至每 ml 含细胞色素 C0.75mg，

取细胞色素 C 试液 0.1ml（含 0.075mg）做皮内注射。

16.（1）皮内注射试验法：取碘造影剂 0.1ml 作皮内注射（余 0.9ml 保留），观察 20min 后观察试验结果。局部无反应及不适感，可再进行静脉注射。

（2）静脉注射法：取皮内注射余 0.9ml 碘造影剂于静脉内缓慢注射，观察 5 ~ 10min 后判断试验结果。

（3）试验结果判断：有血压、脉搏、呼吸和面色等改变为阳性。

（六）论述题

1.1、2 题按原则、操作要点与流程

2.3 ~ 7 题应根据所学知识作出判断，找出问题发生的症结所在。

（周意丹　关淑君）

第十章　静脉输液与输血法

（一）选择题

【A₁ 型题】 1. C　2. C　3. D　4. C　5. D　6. B　7. E　8. C　9. B　10. A　11. B　12. E

13. E　14. A　15. B　16. A　17. E　18. E　19. C　20. D　21. C

22. B　23. A　24. C　25. D　26. D　27. E　28. C　29. B　30. C　31. C

32. B　33. A　34. D

【A₂ 型题】 1. C　2. E　3. E　4. D　5. D　6. E　7. B

【A₃ 型题】 1. B　2. C　3. D　4. A　5. E　6. B

【B 型题】 1. D　2. B　3. A　4. A　5. D　6. C　7. D

【X 型题】 1. BDE　2. ACD　3. BDE

（二）名词解释

1. 是利用液体静压的物理原理，将大量的无菌溶液和药液直接滴入静脉的方法，也是目前临床上最重要和最常用的给药方法之一。

2. 是将全血或成分血如血浆、红细胞、白细胞或血小板等通过静脉输入体内的方法。

3. 是受血者或供血者的红细胞发生异常破坏或溶解而引起的一系列临床症状，是最严

重的输血反应，可分为血管内溶血和血管外溶血。

4. 是将收集到的创伤后体腔内积血或手术过程中的失血，经抗凝、过滤后再回输给同一病人的方法。

5. 输液、输血时进入静脉的空气形成气栓，如空气量大，空气在右心室内阻塞肺动脉入口，使血液不能进入肺内，气体交换发生障碍，引起机体严重缺氧而立即死亡。

6. 输液、输血时输入过多液体，使循环血容量急剧增加，心脏负荷过重。

7. 大量输血即 24h 内紧急输血量大于或相当于病人总血容量，常见的反应有循环负荷过重、出血倾向、枸橼酸钠中毒反应。

8. 输入的血液中含有某种抗原而受血者体内有相应的 IgE，致敏肥大细胞和嗜碱性粒细胞脱颗粒，而导致的一系列反应。病人为过敏体质，对某些易引起过敏反应；输入血液中含有使病人致敏的蛋白质或药物；多次输血，病人体内产生了过敏性抗体；供血着的变态反应性抗体传给受血者所致。

9. 输入致热源或输血时出现免疫反应，病人表现为发冷、寒战和高热等。

（三）是非题

1. ×　2. √　3. ×

（四）填空题

1. 年龄、病情、药物性质、40～60、20～40

2. 95% 乙醇、50% 硫酸镁

3. 发热反应、循环负荷过重、静脉炎、空气栓塞

4. 液体不滴、茂菲滴管内液面过高、茂菲滴管内液面过低、茂菲滴管内液面自行下降

5. 10% 葡萄糖酸钙 10ml、酸中毒和高血钾

6. 发热反应、过敏反应、溶血反应、与大量输血有关的反应

7. 3. 8、5

（五）简答题

1. 补充水和电解质，维持酸碱平衡；增加血容量，维持血压，改善微循环；静脉给药，达到解毒、控制感染、利尿和治疗疾病的目的；补充营养，供给热量，促进组织修复，增加体重，维持正氮平衡。

2. 腹泻、剧烈呕吐、大手术后；严重烧伤、大出血、休克病人；中毒、各种感染、脑及各种组织水肿；慢性消耗性疾病，胃肠道吸收障碍，不能经口进食如昏迷、口腔疾病等病人。

3. 根据药物的性质、病人的病情、年龄调节输液速度，一般成人 40～60gtt/min，儿童 20～40gtt/min；对心、肺、肾功能不良者，老年体弱者，婴幼儿以及输入刺激性较强的药物、含钾药物、高渗性药物或血管活性药物等，应减慢滴速；对严重脱水、血容量不足，心肺功能良好者输液速度可适当加快。

4. 可根据静脉穿刺目的和治疗时间、药物的性质、病人静脉状况、病人安全、活动和舒适的需要，选择手足四肢浅静脉，血管充盈，走向直，有成功把握。

5. 输液前认真检查药液质量，输液器包装及灭菌日期、有效期；输液时严格无菌技术操作；输液用具的保管应注意避免污染。

6. 小儿头皮静脉外观呈浅蓝色，无博动，管壁薄、易压瘪，不易滑动，血流呈向心方向。小儿头皮动脉外观呈浅红色，有博动，管壁厚、不易被压瘪，易滑动，血流呈离心方向。

7. 穿刺进针（穿刺前应转动针芯，松动套管，进针速度不宜过快）；暂停封管（暂停输液时，先拔出部分静脉输液针，仅剩针尖斜面在肝素帽内，缓慢推注 2ml～5ml 封管液。剩下 0.5ml～1ml 后并以边推注边拔针的方法拔出输液针头，边推注边拔针可确保正压封管，避免空气进入）；保护有留置针的肢体，避免肢体下垂。

8. 三查：血液的有效期、质量、输血装置是否完好。八对：核对床号、姓名、住院号、血袋号、血型、交叉配血试验结果、血的种类和血量。

9. 循环负荷过重、出血倾向、枸橼酸钠中毒反应。

10. 全血（新鲜血、库存血），成分血（血浆成分、血细胞成分：红细胞、白细胞、血小板），其他血液制品（白蛋白液、凝血制剂、免疫球蛋白和转移因子）。

11. 输入异型血、输入变质血、血中加入高渗或低渗性溶液和影响血液 pH 的药物。

12. ①正确管理血液和血制品；②选用无过敏史的供血者；③供血者在采血前 4h 应禁食高蛋白和高脂肪食物，宜用清淡饮食或糖水；④对有过敏史者，输血前根据医嘱给予抗过敏药物。

13. 新鲜血在 4℃ 环境下保存不超过 1 周的血液，它基本保留了血液的原有各种成分，可以补充各种血细胞、凝血因子和血小板。库存血在 4℃ 环境下可保存 2 周～3 周，库存血含有血液的各种成分，但随着保存时间的延长，血液中的白细胞、凝血酶原等成分破坏较多，钾离子含量增多，酸性增高。

（六）问答题

1. 针头滑出血管外：另选血管重新穿刺。针头斜面紧贴血管壁：可调整针头位置或适当变换肢体位置。压力过低：可适当抬高输液瓶位置。静脉痉挛：局部热敷缓解痉挛。针头阻塞：应更换针头，另行穿刺。

2. 5h30min，自己列出计算过程。

3. 立即病人置于左侧头低足高卧位。此体位在吸气时可增加胸内压力，减少空气进入静脉，同时使肺动脉的位置处于右心室的下部。气泡则向上漂移到右心室，避开了肺动脉入口，由于心脏舒缩，空气被振荡成泡沫。分次小量进入肺动脉内，逐渐被吸收。

4. （1）严格执行无菌操作和查对制度。（2）注意药物间配伍禁忌，根据病情、药物的性质、用药原则等合理安排输液顺序。（3）需长期输液者，注意保护和合理使用静脉，一般从远端小静脉开始。（4）输液过程中应加强巡视，耐心听取病人的主诉，注意观察病人全身反应及有无输液故障，发现问题及时处理。（5）连续输液 24h 以上者，应每天更换输液器。（6）输液前排尽输液管及针头内空气，输液过程中要及时更换溶液瓶，输液完毕及时拔针，严防造成空气栓塞。（7）长期输液者，可使用静脉留置针，如发现留置管内有回血应立即用肝素稀释液冲注，以免堵塞。

5. 典型症状是在输血 10～15ml 后发生，随着输入血量的增加症状加重，临床表现可分为三个阶段：第一阶段：受血者血浆中凝集素和输入血中红细胞的凝集原发生凝集反应，使红细胞凝集成团，阻塞部分小血管。病人出现头部胀痛、四肢麻木、腰背部剧烈疼痛和胸闷、恶心、呕吐等。第二阶段：凝集的红细胞发生溶解，大量血红蛋白释放入血浆，出现血红蛋白尿、黄疸、寒战、发热、呼吸困难、发绀和血压下降等。

第三阶段：大量血红蛋白从血浆进入肾小管，遇酸性物质变成结晶体，阻塞肾小管；又由于抗原、抗体的相互作用，引起肾小管内皮缺血、坏死，进一步加重肾小管阻塞，导致少尿或无尿，尿内出现蛋白和管型，尿素氮滞留，高血钾和酸中毒，严重者急性肾功能衰竭或死亡。

（七）病案分析题

1. 该病人发生了发热反应。

护理措施：（1）立即停止输液，通知医生，同时注意观察体温变化。（2）给予物理降温，观察生命体征，必要时遵医嘱给予抗过敏药物或激素治疗。（3）保留剩余溶液和输液器，送检验室作微生物培养，查找反应原因。

2. （1）输血前需作的准备工作有：①血液准备：备血，根据医嘱抽取病人血标本2ml，与填写完整的输血申请单和配血单，一起送血库，作血型鉴定和交叉配血试验。取血，根据输血医嘱，凭提血单到血库取血，和血库人员共同认真作好"三查八对"。取血后，勿剧烈震荡，以免红细胞大量破坏造成溶血。如为库存血，可在室温下放置15～20min后再输入。切勿加温，以免血浆蛋白凝固变性而引起的反应。核对，输血前，需两人再次核对一遍，确定无误并检查血液无凝块后方可输血。知情同意，输血前，病人应该理解并同意接受输血，签署知情同意书。②环境准备：环境整洁，安静、明亮。③病人准备：病人体位舒适。④用物准备：一次性静脉输血器一套、生理盐水、血液制品、余同密闭式静脉输液。

（2）病人出现了溶血反应。应采取的措施有：①立即停止输血，报告医生：保留剩余血和病人输血前后的血标本送化验室进行检验，以查明溶血原因；②维持静脉输液通道，遵医嘱给予升压药和其他药物治疗；③碱化尿液：静脉注射碳酸氢钠，增加血红蛋白在尿液中的溶解度，减少沉淀，避免阻塞肾小管；④双侧腰部封闭，并用热水袋热敷双侧肾区，解除肾血管痉挛；⑤严密观察生命体征和尿量，对尿少、尿闭者按急性肾功能衰竭处理；⑥若出现休克，根据医嘱进行抗休克治疗。

（冉国英　邱娟）

第十一章　冷热疗法

（一）选择题

【A₁型题】1. E　2. D　3. C　4. B　5. D　6. E　7. A　8. A　9. B

【A₂型题】10. B　11. D

【A₃型题】1. E　2. C　3. E

（二）名词解释

1. 是利用低于人体温度的物质，作用于机体的局部和全身，以达到止血、止痛、消炎和退热的治疗方法。

2. 是利用高于人体温度的物质，作用于机体的局部和全身，以达到促进血液循环、消炎、解痉和舒适的治疗方法。

（三）是非题

1. ×

（四）填空题

1. 60～70、50、40～45、32～34

2. 炎症扩散、颅内感染、败血症、腹膜炎、诊断和治疗

（五）简答题

1. 组织损伤；血液循环障碍；慢性炎症或深部化脓病灶；对冷过敏者；禁用冷疗部位（枕后、耳廓、阴囊处；心前区；腹部；足底）

2. 急腹症尚未明确诊断前；面部危险三角区感染时；各脏器内出血；软组织损伤或扭伤早期（48h 内）；治疗部位有恶性肿瘤、金属移植物者

3. 注意冷、热疗的温度；观察局部皮肤的变化；控制冷、热疗的时间。

（六）问答题

用冷后，局部血流减少，细菌的活动力和细胞代谢率降低，可抑制化脓及炎症扩散。适用于炎症早期。用热可使局部血管扩张，促进组织血液循环，增强新陈代谢和白细胞的吞噬功能。在炎症早期用热，可促进炎性渗出物的吸收与消散；在炎症后期用热，可促使白细胞释放出蛋白溶解酶，以溶解坏死组织，有助于坏死组织的清除与组织修复，促使炎症局限。

（七）病案分析题

这种作法不对。因为软组织损伤或扭伤早期（48h 内）禁用热，局部用热可增加血管通透性，加重皮下出血、肿胀和疼痛。处理方法：局部冷敷。

（冉国英）

第十二章　标本采集

（一）选择题

【A₁ 型题】 1. C　2. E　3. D　　4. A

【A₂ 型题】 1. C　2. C

（三）是非题

1. ×

（四）填空题

1. 桡、股、软塞、隔绝空气、血液与抗凝剂混匀

（五）简答题

1. （1）合理的采集时间；（2）合适的采集容器；（3）正确的采集方法；（4）适当的采集量；（5）及时送检。

2. 查寄生虫卵时，应在不同部位取带血及粘液的粪便 5～10g 放入蜡纸盒内；服驱虫剂后或作血吸虫孵化检查时，应留取全部粪便；查阿米巴原虫时，应在采集前将容器用热

水加温至接近体温，便后连同容器一起立即送检查；查蛲虫时，在病人晚间睡觉或清晨尚未起床前采集，因蛲虫常在午夜或清晨时爬到肛门处产卵，并及时送检。

3. 咽拭子标本采集的部位是咽部及扁桃体部，目的是将采集的分泌物作细菌培养或病毒分离，以协助临床诊断、治疗和护理。

（六）问答题

1. （1）提前通知病人空腹采血；（2）准备标本容器：干燥试管（心肌酶）、抗凝容器（红细胞沉降率）、血培养瓶（血培养），若采用真空管采血法可选用相应的真空采血管；（3）贴好标签并计算采血量；（4）按静脉采血法正确采集所需血量，严格无菌技术操作，防止血标本污染。（5）用真空管采血法采取血标本时，见回血后用输液贴固定针柄，当第一支管采完后，拔出集血针再刺入另一真空采血管内，为保证血液与管内添加物正确混合，采样后立即轻轻倒置真空采血管8～10次；（6）用一次性注射器采取血标本时，依照血培养瓶（血培养）→抗凝容器（红细胞沉降率）→干燥试管（心肌酶）的顺序分别注入，并轻摇血培养瓶、轻旋抗凝容器；（7）如病人已使用抗生素，应在在检验单上注明。

（朱莉）

第十三章　危重病人的护理和抢救

（一）选择题

【A₁型题】1. B　2. E　3. C　4. B　5. D　6. B　7. A　8. E　　9. A　10. D　11. C
　　　　　12. C　13. E　14. C　15. D　16. C　17. E　18. B　19. E　20. D　21. E
　　　　　22. D　23. E　24. C　25. E　26. D　27. D　28. D　29. C　30. D　31. C
　　　　　32. B　33. B　34. C　35. C　36. B　37. C　38. E

【A₂型题】1. A　2. B　3. A　4. E　5. D　6. D　7. E　8. E　9. D

【A₃型题】1. C　2. C　3. C　4. C　5. D　6. E

【B型题】1. A　2. B　3. D　4. D　5. A　6. A　　7. B　8. D　9. B　10. D

【X型题】1. ABCDE　2. ABCDE　3. ABCDE　4. ACDE　5. ABCD　6. AD　7. ABCE
　　　　　8. ABCD　9. BCDE　　10. ABCE　11. ABCDE

（二）名词解释

1. 凡影响大脑功能活动的疾病均会引起不同程度的意识改变称意识障碍。

2. 最轻的意识障碍，病人持续地处于睡眠状态，能被言语或轻度刺激唤醒，醒后能正确、简单而缓慢地回答问题和做出各种反应，刺激去除后很快又入睡。

3. 接近于人事不省的意识状态，病人处于熟睡状态，不易唤醒，经强刺激可被唤醒，醒后不能正确回答问题，刺激停止后即进入熟睡。

4. 是将洗胃导管由口腔或鼻腔插入胃内，利用重力、虹吸或负压吸引作用的原理，将大量溶液灌入胃腔反复冲洗的技术。

5. 是常用的急救措施之一，通过给病人吸入氧气以提高血氧含量及动脉血氧饱和度，纠正缺氧。

6. 是指利用负压吸引作用，用导管经口、鼻腔、人工气道将呼吸道分泌物吸出，以保持呼吸道通畅的一种方法。

（三）是非题

1. √　2. ×　3. ×　4. ×　5. √

（四）填空题

1. 性状、色、量、味

2. 一般情况、生命体征、神经精神状况、心理状态、自理能力

3. 嗜睡、意识模糊、昏睡、昏迷

4. 100~200

5. 2、1、4~8

6. 防火、防震、防热、防油

7. −300~−400mmHg、−250~−300mmHg

（五）简答题

1.（1）解毒；（2）减轻胃黏膜水肿；（3）手术或某些检查前的准备。

2.（1）严格遵守操作规程，注意用氧安全，切实做好"四防"；（2）用氧时，应先调节流量而后应用；停用时先拔出导管，再关闭氧气开关；中途改变流量时，先将氧气和鼻导管分离，调节好流量后再接上；（3）根据病人脉搏、血压、精神状态、皮肤颜色及湿度、呼吸方式、血气分析等来衡量氧疗的效果；（4）持续鼻导管用氧者，每日更换鼻导管2次以上，双侧鼻孔交替插管，使用鼻塞、头罩者每天更换一次，面罩者每4~8h更换一次；（5）氧气筒内氧气不可用尽；（6）对未用或已用空的氧气筒，应分别悬挂"满"或"空"的标志。

3. 清除呼吸道分泌物，改善肺通气，预防肺不张、坠积性肺炎等肺部感染。

4.（1）根据情况调节负压；（2）严格无菌操作，用物每天更换1~2次；（3）密切观察病情，当喉头有痰鸣音或排痰不畅时，应立即抽吸。（4）痰液黏稠时，稀释痰液；
（5）婴儿吸痰管径要细，动作轻柔，负压不可过大；（6）及时倾倒贮液瓶液体；（7）电动吸痰器连续使用时间不宜过久，每次不超过2h；（8）专人管理，定期检查其效能，并做好清洁消毒工作。

5.（1）密切观察病情变化；（2）观察通气是否合适；（3）保持呼吸道通畅；（4）预防和控制感染；（5）做好生活护理。

（六）问答题

1.（1）密切观察病情变化，准确记录。

（2）保持呼吸道通畅：昏迷病人防止窒息。人工气道病人，防止继发感染。

（3）确保安全，必要时可使用保护具。

（4）做好眼、口鼻及皮肤护理，应经常用湿棉球或纱布擦拭，做好口腔及皮肤护理，防止感染。

（5）补充营养及水分，对不能经口进食者，可给予鼻饲或静脉高营养支持；对体液不足的病人应补充足够的水分。

（6）做好排泄护理，必要时导尿。便秘者可给予缓泻药物或灌肠，大小便失禁者应注意清洗局部皮肤黏膜。

（7）加强引流管护理：将管妥善固定，防止堵塞、扭曲、脱落，保持通畅。

（8）注重心理护理。

2.（1）急性中毒病人应迅速采取口服催吐法，必要时进行洗胃，当中毒物质不明时，应抽出胃内容物送检。

（2）强腐蚀性毒物（强酸、强碱）中毒，食管阻塞、食管狭窄、食管胃底静脉曲张、上消化道溃疡、癌症等病人禁忌洗胃。

（3）吞服强酸或强碱等腐蚀性毒物可按医嘱给予药物或迅速给予物理性对抗剂，以保护胃黏膜。

（4）严密观察病情变化，如出现血性液体或虚脱现象，立即停止洗胃。

（5）幽门梗阻者宜在饭后 4～6h 或睡前进行，记录胃内潴留量。

（6）婴幼儿每次灌入量以 100～200ml 为宜。插管不宜过深，动作轻柔，对患儿应稍加约束或酌情给予镇静剂。

（七）讨论题

答题要点：1. 该病人属于轻度昏迷。

2. 病人头应偏向一侧，及时清理呕吐物，当喉头有痰鸣音或排痰不畅时，应立即吸痰，防止窒息。如痰液黏稠，可配合叩背或交替使用超声雾化吸入，使痰液稀释，便于吸出，以改善通气状态，防止肺部感染。　　　　　　　　　　　　　　　　　　　（孙伟）

第十四章　临终护理

（一）选择题

【A₁ 型题】1. E　2. E　3. C　4. B　5. A　6. C　7. A　8. D　9. E

【A₂ 型题】1. B　2. A

【A₃ 型题】1. A　2. B　3. C

（二）名词解释

1. 又称濒死，一般指由于各种疾病或损伤而造成人体主要器官功能趋于衰竭，经积极治疗后仍无生存希望，各种迹象显示生命活动即将终结的状态。

2. 是生命活动不可逆的终止，是人的本质特征的永久消失，是机体完整性的破坏和新陈代谢的停止。

3. 是指由社会各阶层（护士、医生、社会工作者、志愿者以及政府和慈善团体人士等人员）组成的团队向临终病人及其家属提供的包括生理、心理和社会等方面在内的一种全面性支持和照料。

4. 延髓处于深度抑制状态，特征性表现为心跳和呼吸完全停止，瞳孔散大，各种反射消失，但各组织细胞中仍有微弱面短暂的代谢活动。一般持续 5～6min。

5. 整个神经系统及各器官的新陈代谢相继停止，机体出现不可逆变化，已不可能复活。

（三）是非题

1. √

（四）填空题

1. 循环、呼吸、消化与泌尿、肌肉运动、面容与感知觉及语言、神经

2. 时间、部位、程度、持续时间

3. 口、鼻、耳、阴道、肛门

（五）简答题

1. （1）不可逆的深昏迷，对各种内外刺激均无反应；（2）自发呼吸停止；（3）脑干反射消失；（4）脑电波消失。并要求以上 4 条标准在 24h 内反复测试结果无变化，同时排除体温过低（低于 32℃）及中枢神经抑制剂的影响，不可逆的脑死亡是生命活动结束的象征。

2. （1）护理为主的原则；（2）适度治疗的原则；（3）注重心理的原则；（4）伦理关怀的原则；（5）社会化的原则。

3. （1）震惊和否认；（2）悲痛欲绝；（3）愤怒怨恨；（4）委屈求全；（5）害怕与恐惧；（6）忧虑与烦恼；（7）渴望与幻想；（8）对医护人员寄予厚望。

4. （1）丧亲者的心理反应：①震惊与怀疑；②怀念和不满；③苦闷、混乱和绝望；④识别；⑤重组和恢复。

（2）丧亲者的护理：①正确分析评估丧亲者的心理应激反应程度；②给予减轻悲伤的心理支持；③加强支持系统。

（六）问答题

1. （1）各系统症状护理：①循环系统护理：a. 密切观察生命体征、末梢循环及尿量，及时做好记录；b. 保暖；c. 做好抢救药品和器材的准备。②呼吸系统护理：a. 通风换气；b. 给予半卧位或抬高头肩；c. 保持呼吸道通畅；d. 给氧。③消化系统护理：a. 加强口腔护理；b 营养支持。④泌尿系统护理：留置导尿管，做好会阴部皮肤清洁护理。⑤皮肤护理：临终病人易导致压疮发生。应维持舒适的姿势，勤翻身。⑥感官的护理：a. 环境舒适；b. 拭去眼部的分泌物，保护角膜。

（2）疼痛控制：①疼痛观察：发作时间、部位、程度、持续时间及发作规律。②药物控制：三步阶梯止痛法，注意用药后的反应，剂量和给药方式，达到控制疼痛的目的。③其他：音乐疗法、放松术、针灸疗法、神经外科手术疗法等。

2. （1）否认期：与病人坦诚沟通，不要揭穿病人的心理防卫，也不要对病人撒谎。要了解病人对疾病的认知程度、心情，倾听其述说，维持适度的希望，缓解心理痛苦，因势利导，使其逐步面对现实。

（2）愤怒期：愤怒是一种适应性反应，不是针对个人的。对病人不礼貌的行为应忍让克制，做好病人家属的工作，给予关爱、宽容和理解，鼓励发泄其愤怒，宣泄感情，注意预防意外事件。

（3）协议期：病人试图推迟和扭转死亡的命运，护士应理解，抓住时机主动关心病人，鼓励病人说出自己的内心感受和希望，尽量满足病人的要求，并引导病人积极配合治疗护理，减轻痛苦，控制症状。

（4）忧郁期　允许临终病人用自己的方式表达悲哀，尽力安抚和帮助他们；允许家属陪伴，让病人有更多的时间与亲人在一起，尽量帮助病人完成他们未尽的事宜；注意安全，预防病人自杀。

（5）接受期　给予病人安静、舒适的环境，让病人安详的告别人间；不应过多打搅病人，不要勉强与之交谈。尊重病人的信仰，保证临终前的生活质量。

（七）讨论题

1. 答题要点：安乐死问题久经争论，至今在全世界范围内尚未得到普遍承认与接受。

（1）支持者认为安乐死体现了对人的生命权的尊重；体现了对家属的理解和关怀；有利于卫生资源的公正分配。

（2）反对者认为安乐死违背救死扶伤的基本义务；人的生命权不容侵犯；安乐死使病人错失生存的机会；安乐死不利于医学科学的发展。

2. 答题要点：既要考虑到病人的基本权利，也要对病人实施保护性医疗，提高生存质量。

（李海燕）

第十五章　医疗护理文件记录

（一）选择题

【A$_1$型题】　1. E　2. B　3. B　4. D　5. B　6. B　7. E　8. E　9. E

【A$_2$型题】　1. B　2. D

【A$_3$型题】　1. C　2. D　3. B

（二）名词解释

1. 医嘱是指医师在医疗活动中下达的医学指令，由医护人员共同执行。

2. 有效时间在24h以上的医嘱，当医师注明停止时间后医嘱失效。

3. 有效时间在24h以内的医嘱，一般仅执行一次，应在短时间内执行。

4. 指医嘱有效时间在24h以上，必要时使用，两次执行之间有时间间隔，由医师注明停止日期方失效。

5. 指自医师开写医嘱起12h内有效，必要时使用，过期未执行则失效。

（三）是非题

1. ×

（四）填空题

1. 客观、真实、准确、及时、完整

2. 医师

（五）简答题

1. 在与发生时间较近的时间列，用红笔纵向顶格填写入院、转入、分娩、出院、手术、死亡等，划一竖线并用中文写出相应时间，要求具体到分，每字各占一小格（包括竖线）。

2. 适用于病情危重、需随时观察或监护，以便进行抢救的病人。如器官移植、各种复杂疑难的大手术后、严重的创伤、大出血、大面积灼伤、多脏器功能衰竭、休克及昏迷等。

（六）问答题

1.（1）护理文件记录应当客观、真实、准确、及时、完整，按要求书写，并由相应医务人员签全名。

（2）护理文件应当使用蓝黑色墨水、碳素墨水书写，有特殊规定除外。

（3）要求文字工整、字迹清晰、表述准确、语句通顺、文字简练、重点突出、标点符号正确。

（4）各种记录按规定的内容和格式逐项填写完整，使用中文和医学术语，度量单位使用法定计量单位，通用的外文缩写和无正式中文译名的症状、体征和疾病名称等可以使用外文。

（5）书写过程中出现错字时，在错字上划双横线，签全名。不得采用刮、粘、涂等方法掩盖或去除原来的字迹。

（6）因抢救危重病人，未能及时书写记录时，有关医务人员应在抢救结束后6h内据实补记，并加以注明。

2.（1）住院病历排列顺序

1）体温单（逆序排列）

2）医嘱单（逆序排列）：①长期医嘱单；②长期医嘱单执行记录（注射药）；③长期医嘱单执行记录（口服药）；④临时医嘱单

3）入院记录/表格式住院记录

4）病程记录

5）沟通记录

6）会诊记录

7）麻醉记录单、手术记录、手术护理记录单

8）各种知情同意协议书

9）各种检查、检验报告单

10）护理记录单（逆序排列）：①危重患者护理记录；②一般患者护理记

11）住院病案首页

（2）出院病案排列顺序

1）住院病案首页

2）出院记录（死亡记录）

3）入院记录/表格式住院记录

4）病程记录

5）沟通记录

6）会诊记录

7）麻醉记录单、手术记录、手术护理记录单

8）各种知情同意协议书

9）各种检查、检验报告单

10）护理记录单：①危重患者护理记录；②一般患者护理记录

11）医嘱单（正序排列）：①长期医嘱单；②长期医嘱单执行记录（注射药）；③长期医嘱单执行记录（口服药）；④临时医嘱单

12）体温单（正序排列）

3.（1）用蓝黑笔依次填写眉栏各项内容。

（2）日期栏中首页第一行及跨年度第一天，需写年—月—日，以后均填写月—日。日期为单位数时，前面加零占位。

（3）根据护理级别及医嘱按要求的记录频次书写，记录时间具体到分钟，记录体现专科特点，病情变化、实施护理措施及实施后效果应随时记录。

4.（1）医师按内容依次填写长期医嘱单或长期医嘱执行记录，并签名。护士将医嘱分别转抄至各种执行卡上（如服药卡、注射卡、治疗卡、输液卡、床头卡、一览卡等），注明执行的具体时间并签名。

（2）医师按内容依次填写临时医嘱单，并签上全名。护士执行后，注明执行时间并签上全名。

（李海燕）